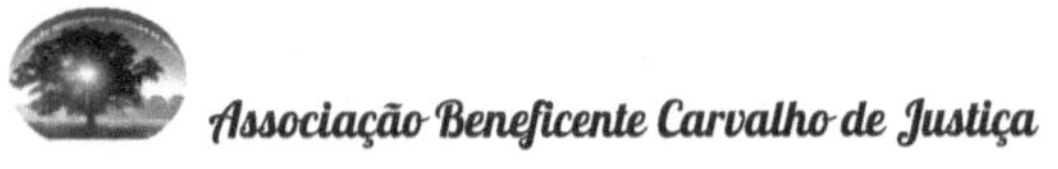

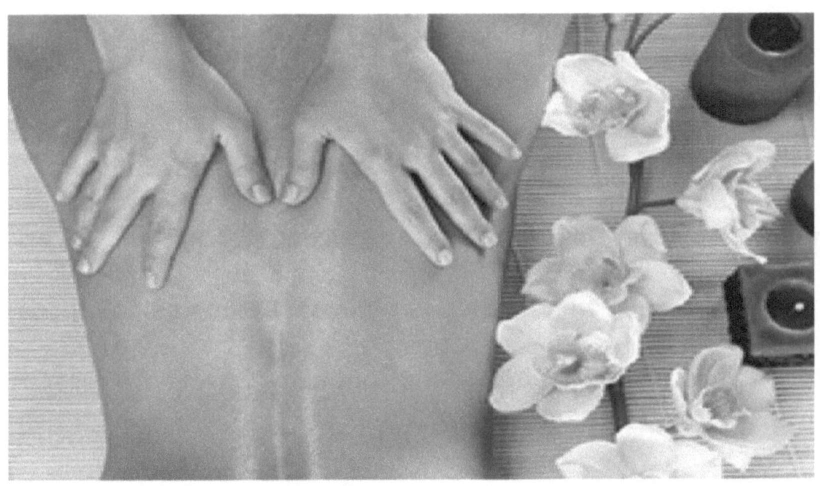

CURSO DE MASSOTERAPIA APLICADA

Professora: Ester Moreira de Santana

Paulínia/2020

ÍNDICE

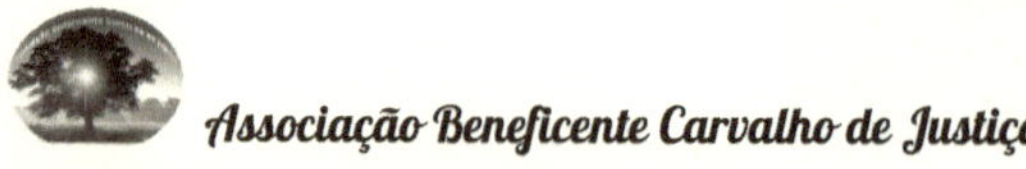

1 - INTRODUÇÃO

A presente apostila é desenvolvida como parte do programa de ensino da disciplina de massoterapia aplicada. Nesta serão discutidos com abordagem clínica os seguintes temas:

- Drenagem Linfática
- Massagem Desportiva
- Massagem Terapêutica
- **Massagem Estética**

PARA QUE SERVE?

Sabemos que a nossa vida atualmente está repleta de atividade para serem feitas e sem dúvida, lidar com elas é um desafio.

Quando não sabemos como nos comportar diante disso, nosso corpo costuma reclamar, através de dores, desconfortos, insônias.

E aí aparecem técnicas que trazem o descanso e conforto necessários para poder encarar todas essas rotinas. A massoterapia é uma das modalidades dessas técnicas e é bastante famosa por ser tão eficaz.

Esta técnica nada mais é do que um conjunto de técnicas de massagem e através delas promovem uma série de ações benéficas para o corpo.

Vamos trazer alguns pontos para os quais ela serve e alivia, sendo necessária para essa rotina tão corrida que temos.

São pontos que vão agir diretamente na nosso cotidiano, ajudando a construir uma vida muito mais produtiva. **Continue lendo** e confira tudo o que você precisa saber sobre **Massoterapia**.

- Reduz as dores
- Aumenta a imunidade
- Reduz o estresse
- Melhora da qualidade do sono
- Traz benefícios também para prematuros
- Proporciona cura de lesões

Massoterapia: Um conjunto de técnicas de massagem eficiente

Reduz as dores

As massagens terapêuticas podem auxiliar nos mais diversos tipos de dor, tendo sua ação altamente eficaz.

O tratamento da dor se dá pelo relaxamento do corpo, permitindo que o mesmo possa atuar em suas necessidades.

Enxaqueca, dores decorrentes do parto, dentre outras, são exemplos de dores que são tratadas com massoterapia.

Sua técnica eficaz também trata casos de fibromialgia e sem dúvida é uma das mais utilizadas pela sua assertividade.

Ao aderir a este tipo de terapia a certeza de que a dor vai ser tratada é alta, e os benefícios podem ser duradouros.

Seja para aprender a conviver com a dor, ou eliminá-la, a massoterapia é uma aliada de peso, e sem uso de drogas em seu tratamento.

Imunidade

Para quem não sabe a massoterapia também pode melhorar a imunidade corporal, de modo que fortaleça nossa saúde.

Por isso, ter uma saúde de ferro não é muito difícil, já que essa técnica pode ser de grande auxílio.

Através de suas técnicas, e o relaxamento do corpo, a imunidade do corpo vai aumentando gradativamente.

O resultado final é ter uma saúde mais equilibrada, sem ter aquele resfriado de sempre ou qualquer outra doença.

Acessar a massoterapia significa ter para si segurança de melhoria no quadro geral de saúde.

Logicamente, o acompanhamento correto de descanso e dieta são essenciais para a eficácia da massoterapia, já que ela sozinha não pode resolver tudo.

Sem estresse

Este benefício é, sem dúvidas, um dos principais da massoterapia e o que chama mais atenção.

Isso porque se livrar do estresse é o desejo da maioria das pessoas, afinal, ninguém quer ficar ansioso a todo momento.

Para quem já pratica pode com certeza falar sobre o relaxamento que traz e o distanciamento dos problemas.

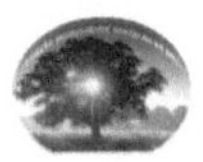

A diminuição do cortisol, gera um relaxamento maior do corpo, dando sensação de alívio, fazendo até esquecer dos problemas alheios.

Assim, é uma opção interessante para quem quer dar um tempo da correria e se desligar um pouco dos estresses do cotidiano.

Através da diminuição do estresse, todos os outros ganhos secundários são inevitáveis e de grande valor.

Melhora da qualidade do sono

Este ponto está ligado ao anterior, sendo uma consequência direta do mesmo, já que estão associados.

Uma noite melhor, reflete um dia melhor e o inverso também vale. Por isso que existe essa correlação.

Com o estresse em baixa, o nível de ansiedade também diminui drasticamente, e o corpo fica mais relaxado.

Consequentemente as noites são melhores e o sono passa a ser um aliado, tendo sua qualidade melhorada.

Os quadros de insônia são praticamente extintos e ao acordar o corpo se sente revigorado e pronto para mais um dia.

Dessa forma a qualidade se reflete no dia, sendo muito mais produtivo e sem tanto estresse.

Benefícios também para prematuros

Alguns recém-nascidos passam por problemas de desenvolvimento e precisam de ajuda para ganhar peso.

Em quadros que demandem uma resposta do mesmo, também pode auxiliar, através de estímulos corporais.

Por incrível que pareça, a massoterapia pode ser de grande ajuda nestes casos, de forma não invasiva e desconfortável para o bebê.

O contato pode ser um dos responsáveis, mas a técnica utilizada é indicada pois vai ativando o corpo aos poucos.

Através da resposta positiva do corpo aos estímulos, o desenvolvimento acontece e gradativamente vai evoluindo.

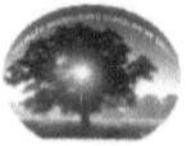

O acompanhamento médico não é descartado, sendo a massoterapia uma das aliadas e formas de ajuda.

Cura de lesões

Sabe-se que a massoterapia pode auxiliar também na cura de lesões em médio e longo prazo.

O estímulo do corpo faz com que ele possa reagir e trabalhar em prol da sua integridade mais facilmente.

Estudos comprovaram sua eficácia no tratamento de lesões, desde as mais simples até as mais graves.

Isso se dá pelo restabelecimento das células do corpo e fortalecimento do mesmo, o que ajuda a vencer o quadro.

Desta forma os quadros foram revertidos em tempo maior do que com acompanhamento somente de remédios.

Por isso, essa técnica pode ser tão importante, tanto na prevenção quanto no tratamento de lesões

Listamos alguns benefícios da massoterapia, que é o conjunto de técnicas de massagens terapêuticas.

Se utilizar dela pode prevenir doenças sérias e melhorar muito a qualidade de vida, aliviando estresse e atuando diretamente no nosso sono.

A partir disso, o nosso dia fica muito mais interessante, menos pesado e podemos levar as obrigações com mais leveza.

Além disso, as amizades são mais constantes e as doenças decorrentes do estresse se anulam, trazendo outros benefícios.

Aderir à massoterapia pode ser de grande valia, já que em meio a tanta velocidade e informações, podemos ter alguns minutos de paz e sossego.

Além disso, poder trabalhar com mais produtividade e ter prazer na atividade pode ser também um dos pontos fortes.

Levar a vida com mais leveza reflete uma saúde melhor e menos frágil, o que também reflete na nossa aparência.

Apesar de que com tantos benefícios a preocupação com a aparência vai ser quase nula, já que esta vai ser consequência do nosso bem-estar.

Portanto, seja para quem quer mais alívio durante o dia, ou para quem quer se livrar de incômodos desnecessários, a massoterapia é sem dúvida o que se precisa.

O protocolo de drenagem linfática desenvolvido nesta apostila compreende o protocolo básico de técnicas.

A massagem e o toque manual confundem-se com a história da humanidade. Desde os tempos mais remotos,diferentes registros denotam o uso das mãos como meio para tratar do próximo (Calvert, 2002) .

A partir do Oriente, berço da massagem, e da cultura greco-romana, verificam-se sucessivas alterações e desenvolvimentos, directamente ligadas com a evolução do conhecimento em diversas áreas. A massagem chega assim até a época contemporânea com estatuto de prática terapêutica científica, com reconhecimento internacional (Huard e Wong,1990; Calvert, 2002).

Ocorrendo de forma técnica, através de uma sessão de massagem, ou de forma espontânea, cuidando de um ente próximo, por exemplo, o toque vê hoje realçada a sua
importância na saúde do ser humano. Essa importância passa, entre outros aspectos, pela dinâmica entre a pele, o tacto e as mãos, que resultam no tocar e ser tocado, com efeitos conhecidos sobre o organismo.

Desde o nascimento, o toque corporal é fundamental para a saúde e conforto do bebê. A qualidade deste toque é determinante na estruturação do ego e na dinâmica entre a
psique e o soma. Contribui para a configuração dos limites, desenho mental e sentimento que se desenvolve pelo corpo (Montagu, 1988) . Mas, para além desta fase, em todas as etapas da existência, da infância até a senescência, o
toque é fundamental para vários aspectos do indivíduo como,por exemplo, o físico, o afectivo ou o sexual.

Ao desenho ou forma que temos mentalmente do nosso corpo chamamos imagem corporal (Schilder, 1935, citado por Vasconcelos, 1995). Numa definição posterior, Cash et ai. (1991), referidos em Vasconcelos (1995), definem esta com sendo uma elaboração multifacetada baseada em componentes perceptivas, relacionadas objectivamente com a aparência física, e de atitude, ligadas aos sentimentos e pensamentos sobre o corpo.
Ao longo da vida do indivíduo, a imagem corporal vai sofrendo mudanças que são determinadas pelas próprias mudanças ocorridas a nível físico, pelas experiências corporais vividas (e.g., a relação táctil ou a actividade física), pela qualidade das relações afectivas e pelos valores sociais nos quais se está inserido.

Considerando a característica plástica da imagem corporal, a mesma encontra-se, a qualquer momento da vida, com possibilidades de mudanças, seja no aspecto da percepção ou da satisfação.

Lembrando que de início é necessário realizar a anamnese com todos os pacientes para diagnosticar se há algum tipo de neoplasia que impede a massagem, veja no índice de contra indicações.

2. DEFINIÇÃO DE MASSAGEM

A massagem, através da estimulação sobre a pele e sobre diversos sistemas orgânicos, vai exercer influência sobre a imagem corporal.

0 toque sobre a pele, através das manobras de massagem, contribui na sensibilização dos limites corporais, definindo o self do não-seJf. Através da pele, esses estímulos atingem o sistema nervoso central, que por sua vez desencadeia respostas para todo o organismo, trazendo sensações de prazer e de alívio para os desconfortos corporais.

Ao longo da nossa experiência na área de massagem, seja como professor ou como massagista, temos vindo a perceber a importância que esta proporciona às pessoas, seja na prevenção e ou cura de patologias, ou simplesmente no bem-estar físico e emocional.

A palavra massagem na língua portuguesa recebeu o vocábulo do francês massage, substantivo derivado do verbo masser, que quer dizer amassar.

Massagem remete-nos para um universo que engloba diversas técnicas de tratamento através das mãos. Detalhar este universo implica cruzar diversas definições, parcelares, que se complementam, trazendo informações sobre o tipo, sobre as indicações, sobre os sistemas (orgânicos), sobre as formas de actuação e resultados obtidos, enriquecendo a nossa compreensão sobre o fenómeno. Graham (1884), citado por Rechten et ai. (2002, p.564), definiu massagem como "um grupo de procedimentos
que usualmente são feitos com as mãos, tais como fricção, amassamento, rolamento e percussão dos tecidos externos do corpo de uma variedade de maneiras, com um objetivo curativo, paliativo ou higiénico em vista". Gertrudes Beard, em 1952, citada por Marx e Camargo (1986, p.103), define massagem como "o termo usado para designar
manipulação dos tecidos moles do corpo, com o propósito de produzir efeitos locais e gerais a nível do sistema muscular, nervoso, respiratório e de circulação sanguínea e

linfática".

Battista et ai. (1982) consagram a massagem como o conjunto de séries organizadas, metódicas e movimentos de manipulações que se executam sobre uma região do corpo com fins estéticos, higiênicos, preventivos, terapêuticos e desportivo.

Wood e Becker (1984) acrescentam que a massagem é uma das formas mais antigas de tratamento das doenças humanas e tem como objectivo produzir efeitos terapêuticos nos tecidos nervosos, musculares, sistema respiratório do organismo, bem como na circulação geral e local de sangue e linfa.

Encontramos mais recentemente em Calvert uma definição mais abrangente:

"Massagem é a manipulação do corpo através de amassamento, deslizamento, fricção, percussão, vibração e outro métodos - aplicados com as mãos, pés , cotovelos, antebraços ou com materiais como pedra, madeira, cerâmica, marfim, metal, osso ou ainda com aparelhos que se operam manualmente, por vapor, bateria ou energia elétrica, incluindo eventualmente o uso da água de ervas, sais e argila que podem produzir direta ou indiretamente vários efeitos terapêuticos, sensações de prazer ou de dor, um sentimento de ser cuidado e apoiado, uma elevação do espírito em geral proporciona um bem estar".

O Renascimento resgata a Antiguidade Clássica e ao mesmo tempo traz um impulso para o novo, características que marcaram as artes e as ciências deste período. Até ao

século XV, as crenças e os tabus religiosos não permitiam o avanço nos estudos de anatomia. Em 1543, com a obra De Humani Corporis Fabrica (A Fabrica do Corpo Humano) do anatomista André Vesálio, "pela primeira vez o corpo humano é dissecado de forma sistemática e o resultado é dado à estampa" (Cunha e Silva, 1997, p.109). As universidades reconhecem a importância deste conhecimento para a evolução da medicina, e incluem-no nos seus currículos. Este movimento representa um grande salto para a medicina.

O novo entendimento de anatomia e de fisiologia traz uma nova compreensão do corpo humano, que se faz refletir diretamente na forma de o tratar.

A massagem foi revalorizada, sendo referida pelos mais importantes médicos da época com detalhes, contemplando manobras, efeitos, forma de tratamento, produtos utilizados nas sessões. Era indicada para fins diversos como problemas articulares, melhor circulação dos líquidos corporais e recuperação após certos tipos de cirurgia (Calvert, 2002) .

Na segunda metade do século, Johann Georg Mezger (1838 - 1909), médico holandês, dá um carácter mais científico à massagem, tendo publicado uma dissertação doutoral em 18 68 intitulada "O tratamento das entorses nos pés através de fricção". Escreveu também um pequeno livro sobre massagem, fundou a mais antiga associação de massagistas e o mais antigo periódico da profissão (Calvert, 2002).

Nos Estados Unidos, o Professor Silas Weir Mitchell (1829 - 1914), neurologista, foi quem primeiro chamou a atenção da classe para a importância da massagem através de um artigo publicado num jornal médico. Em 1895, John Harvey Kellogg, M.D., lançou o livro The Art of Massage, Its Physiological Effects and Therapeutic Applications, que teve várias reedições e se tornou um clássico, sendo ainda hoje usado em algumas escolas de massagem, (Calvert, 2002).

Ainda no século XIX, os médicos que utilizavam massagem como recurso terapêutico defendiam-na no tratamento de vários problemas de saúde como doenças do sistema circulatório, anemia, doenças dos nervos e dos músculos, enfisema pulmonar, algumas doenças do coração e constipação crônica, entre outros (Calvert, 2002).

Depois desse momento, vieram as inovações. As técnicas de massagem que já existiam foram desenvolvidas e outras dezenas foram criadas. A Massagem passa a ser uma modalidade terapêutica independente e amplamente utilizada.

Chegamos, portanto, ao século XXI com um panorama positivo em relação à massagem. Existem hoje, em vários países, escolas para formação de massagistas; muitas universidades incluíram nos seus currículos a disciplina massagem e passaram a desenvolver pesquisas nesta área; profissionais de campos distintos, como a medicina, enfermagem, fisioterapia, psicologia e educação física, entre outras, incorporaram ou passaram a indicar a massagem como recurso terapêutico. Associações profissionais foram criadas; periódicos específicos passaram a ser editados e reportagens sobre massagem começaram a aparecer nos media; a prática de massagem popularizou-se, passando a ser realizada em clínicas, hospitais, escolas, clubes desportivos, centros comerciais e até em praças públicas; e com o advento da Internet foram criados muitos sites para informação, discussão e comércio dos produtos de massagem.

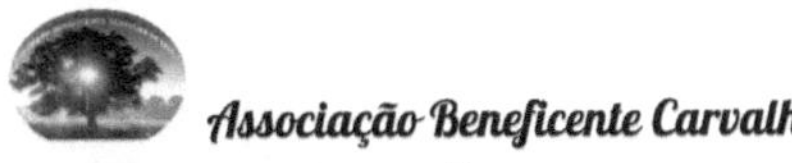

3 - CLASSIFICAÇÃO

Massagem estética;

A massagem estética pode ser só facial ou abranger o corpo todo e tem como objetivos, segundo Oliveira (1989), promover uma renovação da pele retirando as suas impurezas
e células mortas, estimular o fluxo sanguíneo da pele melhorando a sua nutrição. Na primeira, pretende-se ainda, de forma direccionada, fortalecer os músculos do rosto combatendo a formação de rugas.

Massagem desportiva;

É o tipo de massagem utilizada por desportistas, podendo acontecer dentro do seu programa regular de treino, em situações de pré-competição, ou para recuperação pós-
competição. A massagem desportiva atua permitindo ao atleta manter os músculos num melhor estado de relaxamento, flexibilidade e nutrição, bem como reduzir as dores
musculares e recuperar de uma lesão mais rapidamente (Kresge, 1988).

Massagem terapêutica.

Esse tipo de massagem inclui, tal como os anteriores, diversas técnicas. Segundo Oliveira (1989), destina-se a normalizar as funções orgânicas, actuando inclusivamente no campo da prevenção. A American Massage Therapy (1999), define-a como o recurso no qual o terapeuta aplica técnicas manuais, podendo também aplicar terapias adjuntas,
com a intenção de afectar positivamente a saúde eo bem- estar do cliente. Rechten et ai. (2002) descrevem-na como a manipulação terapêutica dos tecidos moles do corpo com um objectivo de normalização daqueles mesmos tecidos.

4 - MANOBRAS TÉCNICAS:

"Provavelmente não há nenhuma outra área da medicina manual onde se verifique maior confusão de terminologia do que em massagem" (Rechten et ai., 2002, p.564). Nesta confusão, encontramos diversos termos, em língua portuguesa, para descrever cada uma das manobras técnicas utilizadas em massagem. Também encontramos terminologia francófona em consequência de ter sido para este idioma que foram feitas as primeiras traduções, no Ocidente, dos escritos sobre as técnicas de massagem desenvolvidas no Oriente. Faremos a descrição das quatro manobras básicas mais comuns, derivadas do sistema sueco de massagem.

Deslizamento (effleurage);

Consiste em deslizar as mãos ou partes delas sobre a pele. Pode ser superficial ou profundo, sendo o superficial feito com uma pressão leve e o profundo com uma pressão mais forte. O superficial pode ser feito em qualquer sentido, devendo o profundo ser feito na direção do fluxo venoso ou linfático, (Rechten et ai., 2002).

Amassamento (pétrissage);

O movimento de amassamento consiste na compressão de um grupo muscular, músculo, ou parte de um músculo. Deve-se aplicar pressão na área a trabalhar, diminuir essa mesma pressão, progredir para uma área adjacente e repetir o processo (Wood e Becker, 1984). Este movimento pode ser feito amassando o segmento a ser tratado com uma mão apenas, ou entre as duas mãos, ou fazendo pressão contra um osso.

Percussão (tapotement);

Consiste em percutir alternadamente as mãos ou partes delas sobre a região a ser tratada. Pode ser feito com os dedos, com a borda ulnar da mão ou com as mãos ora espalmadas, ora em concha, ou fechadas em punho. Segundo Atchison et ai. (1996) citado por Rechten et ai. (2002, p.565), "ela é feita rítmica, delicada e rapidamente."

Fricção

Alguns autores definem fricção como sendo uma manobra sutilmente distinta de uma outra, classificada como vibração. Outros consideram-nas como uma mesma manobra.

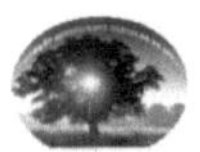

Optamos por colocá-las como sendo a variação de uma mesma manobra e denominá-la genericamente fricção.

Segundo Wood e Becker (1984), a fricção pode ser realizada com toda ou parte proximal da palma da mão, com a superfície palmar da falange distal do polegar, ou com os dedos. Segundo Pinheiro (1998, p.114), "a sua execução é feita através da transmissão sequencial de pressão e relaxamento, repetida de forma deslizante, ou num ponto fixo. Pode ser lenta ou rápida; superficial ou profunda".

Vibração

Coloca-se a mão sobre o corpo e as fazem trepidar como se fosse um aparelho vibratório, serve como ativação circulatória.

5 - EFEITOS:

Efeitos mecânicos;

A massagem desencadeia efeitos mecânicos, reflexos e psicológicos. O tipo de efeito vai depender do tipo de manobra realizada, do momento de sua aplicação e da condição da pessoa massageada.

Efeitos reflexos;

São os efeitos decorrentes de uma alteração direta no sistema que está a ser massageado.

A nível do sistema circulatório, segundo Pinheiro (1998, p.110), os efeitos predominam "nas componentes linfática e venosa, com facilitação de drenagem e mobilização dos fluidos intersticiais". Esta ideia é complementada por Rechten et ai. (2002), dizendo que a pressão mecânica sobre o tecido mole deslocará quaisquer líquidos que não estejam quimicamente ligados pelo tecido ou fisicamente presos por compartimentação.

Ao nível da temperatura, de acordo com Pinheiro (1998, p.110), acontece um aumento decorrente "do atrito manipulative e secundariamente da vasodilatação loco- regional".

Segundo Wakim (1985), citado em Rechten et ai. (2002), através da estimulação dos receptores cutâneos e possivelmente dos receptores dos fusos nos músculos esqueléticos superficiais produzem-se impulsos que atingem a medula, provocando uma resposta com efeitos diversos. Ideia corroborada por Pinheiro (1998), dizendo que os movimentos da massagem estimulam os mecanorreceptores, sensíveis à deformabilidade tissular, contribuindo para uma mais completa consciencialização do movimento.

A nível dos dermátomos, a estimulação de diversos tipos de receptores condiciona a elaboração de arcos reflexos, com graus de complexidade variável, dando origem a modificações biológicas de natureza funcional(vasculares, metabólicas, neurofisiológicas) em estruturas à distância (Pinheiro, 1998).

Já para Knapp (1994), os referidos efeitos reflexos são produzidos na pele através da estimulação de receptores periféricos, tendo como consequência a transmissão de
impulsos através da medula espinal para o cérebro e provocando sensações de prazer ou relaxamento. (...) Esses efeitos agradáveis provocam o relaxamento do músculo assim como uma redução da tensão mental.

Efeitos psicológicos

Segundo Pinheiro (1998, p.112), os efeitos psicológicos são "indissociáveis do contacto interpessoal estabelecido pela técnica manual. Trata-se de uma forma simbólica de comunicação, transmitindo também afecto, confiança e consciencialização da imagem corporal".

6 - COMPONENTES DE MASSAGEM

Além da técnica da massagem propriamente dita, há outros elementos, presentes numa sessão de massagem, importantes para sua eficácia. Passamos a referir alguns deles.

Ritmo;
O ritmo pode ser lento, quando se objetiva uma massagem sedativa, calmante, ou rápido, quando se pretende uma ativação.

Duração;
Para Rechten et ai. (2002), a duração de uma sessão depende da tolerância do indivíduo a ser massageado, da área que está a ser tratada e dos objetivos da massagem.
O objetivo pretendido pode levar à necessidade de definir um programa de massagens, que pode durar de uma semana a vários meses.

Direcção;
A direção deve ser habitualmente centrípeta, para respeitar o retorno venoso e linfático. Quando se aplicam manobras superficiais, como o deslizamento superficial, pode ser centrífuga pois não irá interferir na circulação.

Pressão;

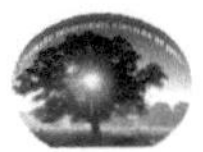

A pressão leve é indicada para sedar, relaxar e ajudar na diminuição de espasmos, e a pressão pesada é indicada para ativar sistemas e quebrar aderências, de acordo com a opinião de Rechten et ai. (2002) e de Pinheiro (1998).

Frequência

Depende do objetivo do tratamento e da técnica a ser empregada, podendo ser a aplicação mais de uma vez por dia ou apenas uma vez por semana.

7 - INDICAÇÕES

A indicação de massagem é decorrente dos efeitos que ela provoca no organismo, conforme acima referido. Pode ser aplicada como forma de cura de problemas específicos, como coadjuvante a outras modalidades de tratamento ou como
recurso preventivo.
Marx e Camargo (1986) indicam-na para o tratamento dos edemas linfáticos.
Massada (1989) sugere-a para cãibras e contraturas musculares, miogeloses e fases subagudas de uma rotura muscular, tendo cada um destes sintomas o seu tratamento
específico.

Gecedi (2002), recomenda massagem terapêutica para pacientes com câncer, considerando as especificidades do indivíduo e de sua patologia. Martin e Gamble (1994), utilizando a massagem como recurso coadjuvante, prescrevem- na para linfodema crônico pós-mastectomia, para capsulite adesiva no ombro e para artrite reumatóide nas mãos, ombros e joelhos. Cada prescrição precisa de ser individualizada e actualizada na medida em que a mudança na condição do paciente requer variações e a progressão da forma do tratamento.

Em relação ao paciente idoso, Hong e Tobis (1994, p.1206) indicam a massagem "para aliviar edema, dor e tumefacção em lesões dos tecidos moles, e reduzir escaras e
aderências."

Em relação ao desporto é dito por Horta (1995) que a massagem pode ser usada em fases distintas, como a pré- competitiva, ou logo após a competição, sendo feita nas
massas musculares mais solicitadas; no alívio das dores musculares difusas, que aparecem mais intensamente 24 horas após a competição; e nas contraturas musculares pós- competitivas. Pinheiro (1998) indica-a numa perspectiva

preparatória do exercido físico, favorecedora da continuação do exercido e recuperadora no fim da atividade física.

Cady e Jones (1997) sugerem a massagem para a redução dos indicadores do estresse fisiológico. Para pacientes portadores de fibromialgia a massagem apresenta-se

eficiente na redução da intensidade da dor e melhora da qualidade de vida (Marques et ai., 2001). Para Rechten (2002), a massagem poderá ser indicada para aumentar o fluxo sanguíneo local, diminuir a dor ou rigidez musculares, prevenir ou eliminar aderências, facilitar o relaxamento.

8 - CONTRA-INDICAÇÕES

Com o desenvolvimento científico, confirmam-se as certezas sobre a variedade de indicações terapêuticas da massagem. Mas, consequentemente, apuram-se também as noções sobre as suas contra-indicações, sendo algumas destas relativas e outras absolutas.
Contraindicações da massagem
Contraindicações absolutas da massagem:

Febre/gripe/infecções:

Podem piorar com massagem, porque as manobras estimulam a circulação da linfa e do sangue no corpo. A massagem só é liberada uma semana depois que a gripe ou febre acabou.

Câncer:

As manobras da massagem estimulam a circulação da linfa e do sangue no corpo, pode haver risco de metástase. Depois da alta de um tratamento de câncer (quimioterapia, radioterapia etc) a massagem pode ser feita após um período e com autorização médica.

Trombose:

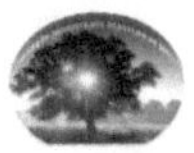

Neste caso, inclusive, pode ser muito perigosa. Durante a massagem, os coágulos da trombose podem se soltar e andar dentro da corrente sanguínea, causando um AVC (Acidente Vascular Cerebral), ataque cardíaco, entre outros problemas graves. Depois do tratamento adequado com um médico e com autorização médica a massagem pode ser feita.

Fraturas recentes;

Trauma na coluna vertebral.

Gestação:

A massagem não é indicada para mulheres grávidas antes dos 3 meses de gestação. Porém, após o 3º mês, mediante liberação médica, poderá realizar algumas técnicas para diminuir inchaços como a drenagem linfática, ou para diminuir possíveis dores nas costas devido à gravidez. A gestante deverá trazer uma declaração médica liberando o procedimento.

Problemas na circulação sanguínea e no coração:

Dependendo do problema, a massagem não deve ser feita. É sempre bom pedir uma autorização médica.

Varizes:

Dependendo das varizes a massagem pode ser contraindicada. É sempre bom pedir uma autorização médica.

Feridas abertas e pus:
Feridas abertas, mesmo pequenas, têm grande risco de infeccionar. Deve-se evitar fazer massagem onde houver feridas abertas.

Doenças contagiosas:
Doenças que têm contágio com contato de pele precisam ser tratadas por um médico antes de fazer massagem.

Hipertensão:
A massagem estimula a circulação linfática e sanguínea, portanto a Pressão Arterial deverá estar controlada mediante tratamento para que seja possível realizar a massagem, neste caso realizada com manobras sutis e lentas para estimular minimamente a circulação.

Diabetes:

Idem para a situação descrita anteriormente. A glicemia deverá estar controlada.

Hérnia de disco:

Dependendo de onde e como uma hérnia de disco se formou, ela pode ser perigosa. Em geral, geram desconforto e dores. A massagem só é liberada com autorização médica. A massagem para hérnia de disco é feita com manobras leves e normalmente sem alongamentos.

Pessoas sob efeitos de drogas e/ou álcool;

IMPORTANTE: NÃO INGERIR ÁLCOOL ANTES DA MASSAGEM. POIS O EFEITO É POTENCIALIZADO COM ESTÍMULO DA CIRCULAÇÃO SANGUÍNEA.

Pessoas em jejum ou que acabaram de fazer uma refeição.

Como contra-indicação relativa, Rechten et ai. (2002) incluem o tratamento de tecido cicatricial que não está completamente curado; o caso de pacientes com medicação
anticoagulante, ou que sofrem de distúrbios de coagulação; a existência de tecidos moles calcificados; tecido inflamado; pele atrófica; e tecido suscetível ao aparecimento de edema adicional se a circulação for aumentada pela técnica de massagem. Por seu lado, Knapp (1994) sugere que a massagem seja feita com cuidado em indivíduos debilitados e em áreas onde a pele tenha sido lesada por queimaduras ou esteja fina por outras razões.

Entre as contra-indicações absolutas estão as patologias infecciosas, neoplásicas, cutâneas e vasculares arteriais, referidas por Hong e Tobis (1994), Pinheiro (1998), e Rechtien et ai. (2002). Para Horta (1995), quando numa situação de competição o atleta faz uma lesão músculo- tendinosa provocando inflamações, rupturas ou hematomas, a
massagem não está indicada nos primeiros dias.

9 - TOQUE MANUAL

A pele

Para abordar a importância do toque para o ser humano, precisamos de discorrer sobre algumas questões que dizem respeito à pele, ao tacto e à mão.

Segundo Montagu (1988,p.21), a pele "é o mais antigo e sensível dos nossos órgãos, o nosso primeiro meio de comunicação, o nosso mais eficiente protector". Recobre a
superfície do corpo e é constituída por duas camadas: a epiderme, que é superficial, e a derme, mais profunda.
Abaixo e em continuidade com a derme está a hipoderme, que não faz parte da pele, apenas lhe servindo de suporte e união com os órgãos subjacentes. No organismo já formado, "a pele é um dos maiores órgãos atingindo 16% do peso corporal" (Junqueira e Carneiro, 1995, p.301).

Os estudos sobre embriologia humana feitos por Langman (1985) mostram que a epiderme, tal como os sistemas nervoso central e periférico - elos de comunicação com o meio exterior, tem origem no ectoderma, o mais externo dos três folhetos embrionários. Percebemos assim que a camada superficial da pele e o sistema nervoso central têm uma origem embrionária comum, distanciando-se durante a formação do feto até se tornarem, respectivamente, a estrutura mais externa e a mais interna no organismo humano completo. Apesar dessa distância, continuam conectados e em
permanente comunicação, permitindo que os estímulos exercidos sobre a pele cheguem automaticamente ao sistema nervoso central. Essa ideia é clarificada por Montagu (1988, p.23), quando diz que "o sistema nervoso é uma parte escondida da pele ou, ao contrário, a pele pode ser considerada como a porção exposta do sistema nervoso".

A pele tem múltiplas funções: protecção do organismo contra a perda de água por evaporação, contra a invasão bacteriana, a radiação ultravioleta (UV), a abrasão física
dos tecidos subjacentes; colabora na termorregulação do corpo; participa na excreção de várias substâncias; é fundamental na formação da vitamina D e tem importante papel nas respostas imunitárias do organismo aos alérgenos que entram em contacto com ela. Apresenta estruturas anexas, que são os pêlos, unhas, e glândulas sudoríparas,
sebáceas e ceruminosas (Junqueira e Carneiro, 1995; Tortora, 2000).

Além das funções físicas, a pele tem também um importante papel a nível psíquico. Gieler (1988, p.62) defende que "a pele não só filtra as influências externas tornando-as acessíveis ao interior do corpo como também actua como representante das experiências internas". O mesmo autor cita Borelli, que diz que a pele como órgão psíquico de reacção tem cinco importantes funções no desenvolvimento do self: órgão limite entre a pessoa e o ambiente; órgão de contacto com o ambiente; órgão sensorial; órgão de impressão; e órgão de expressão, face ao ambiente.

Para Shildrick (2002), a pele funciona como uma bolsa que contém os instrumentos físico e psíquico, como um envelope para o self, e ao mesmo tempo como uma barreira
protectora entre o self e as potenciais ameaças externas.

O Tacto

Na evolução dos sentidos, o tacto foi, sem dúvidas, o primeiro a surgir. 0 sistema tátil é o primeiro sistema sensorial a tornar-se funcional em todas as espécies até o momento pesquisadas - ser humano, mamíferos e aves (Montagu, 1988). Os corpúsculos táteis e a derme têm origem embrionária no folheto mesodérmico, que também dá origem ao sistema muscular, sistema ósseo, tecidos conjuntivos e cartilaginosos, entre outros (Langman, 1985). Informações referentes ao ambiente interno e externo do organismo são constantemente enviadas ao sistema nervoso central por meio dos órgãos dos sentidos. Essas informações são captadas por receptores, que, no caso específico do
tacto, são sensíveis à pressão e vibração. Esses receptores são os discos tácteis ou corpúsculos de Merkel, corpúsculos do tacto ou corpúsculos de Meissner, corpúsculos de Ruffini, corpúsculos de Vater-Pacini e terminações livres ao redor dos folículos pilosos (Junqueira e Carneiro, 1995; Tortora, 2000).

Os sentidos visão, audição, paladar e olfacto estão confinados a pequenas partes do corpo como olhos, ouvidos, língua e nariz, respectivamente, enquanto que o tacto se distribui por toda a superfície corporal, inclusive sobre as áreas onde estão localizados os outros sentidos. O olho pode ver sem ser visto, o ouvido escuta sem ser ouvido, mas
o tacto é ao mesmo tempo tocado por aquilo que toca, e esse duplo tocar produz uma reflexão do tocar sobre si próprio (Brun, 1990).

Para Davis (1991), o sentido do tacto reside na nossa pele e no nosso cérebro e a sensação (táctil) refere-se tanto ao contacto físico quanto à emoção.

Durante o processo de envelhecimento registam-se alterações fisiológicas que afetam esta capacidade: diminui o número dos corpúsculos de Meissner; no sistema nervoso há perda de células e de fibras, reflectindo uma menor acuidade do sentido do tacto, da capacidade de
localizar com exactidão os estímulos, da velocidade de reação aos estímulos tácteis; e perda da grande sensibilidade existente nas superfícies palmares das mãos.

A mão

Durante quatro milhões de anos a mão humana evoluiu até se converter num instrumento mais perfeito que se pode encontrar na natureza. Elemento fundamental na sobrevivência e evolução da espécie humana, foi através dela que o homem pôde construir os primeiros utensílios para satisfação das suas necessidades, seja para uso
pessoal, defesa contra predadores ou para a caça. Há 2500 anos, o filósofo grego Anaxágoras afirmou que o homem é o mais razoável dos animais porque possui mãos e Aristóteles dizia que a mão é a ferramenta das ferramentas (Madeira, 2002).

Proporcionalmente de tamanho pequeno em relação ao corpo, a mão é composta por mais de 260 elementos, entre ossos, músculos, ligamentos e nervos. Os seus 27 ossos garantem um grande número de articulações. A organização esférica, em conjunto com a oposição do dedo polegar aos outros quatro dedos, possibilita uma infinidade de movimentos (Piret e Béziers, 1992).

Nos desenhos ou mapas soma tópicos do homúnculo sensorial e motor, denota-se uma extensa área de representação da mão, especialmente do dedo polegar (Montagu, 1988), justificando a sua grande sensibilidade e mobilidade.

O filósofo Immanuel Kant (1724 - 1804) chamava à mão cérebro humano externo, acrescentando o psicólogo Revesz (1959) que a mão é frequentemente mais inteligente e dotada que a cabeça (Montagu, 1988). A junção de uma versátil ação mecânica com uma refinada sensibilidade torna a mão o mais eficiente instrumento para cuidar do ser humano. Para Ramm-Bonwitt (2002), as mãos são as ferramentas mais sensíveis e os membros mais expressivos do ser humano, para além de um importante meio de comunicação.

Sendo o órgão máximo do tacto e do tocar, a mão é ao mesmo tempo tocante e tocada, e essa relação dialética possibilita-lhe, no exacto momento em que está tocando, ser
informada sobre as respostas a esse mesmo toque, podendo,
quando necessário, modificar a qualidade da sua acção ou
até interrompê-la (Brun, 1990).

O toque

Para Davis (1991, p.43), "o contacto físico não é apenas um estímulo agradável, mas uma necessidade biológica. Pode-se defini-lo também como estimulação táctil, contacto corporal, sensibilidade táctil ou ânsia por pele". Esta acepção é reforçada por Chapman (2000), usando a expressão "fome de tacto".
O feto tem a pele constantemente estimulada durante os nove meses de gestação, as contrações uterinas intensificam a experiência táctil e o parto proporciona uma massagem que vitaliza a criança que nasce (Davis, 1991).

Para Anzieu (1989), citado por Schildrick (2002, p.109), "ainda antes do nascimento as sensações cutâneas introduzem o bebé num mundo de grande riqueza e complexidade, um mundo ainda difuso, mas que desperta o sistema de percepção-consciência, formando a base para um sentido de existência e abrindo a possibilidade de um espaço psíquico". Estas teses são também defendidas por Montagu (1988), lembrando que o feto é constantemente estimulado pelo fluido amniótico e pelas crescentes pressões de seu próprio corpo contra as paredes do útero, garantindo as contracções uterinas durante o trabalho de parto, além de outras] funções vitais, uma série de maciças estimulações cutâneas destinadas a activar e assegurar o funcionamento apropriado dos sistemas de manutenção.

 O trabalho de parto e o parto em si preparam o bebé para o funcionamento pós-natal.

A estimulação cutânea desencadeada no momento do parto envolve o seguinte processo: a contracção do útero sobre o corpo do feto estimula os nervos periféricos sensoriais localizados na pele; os impulsos nervosos assim iniciados são conduzidos para o sistema nervoso central onde, nos níveis apropriados, são mediados pelo sistema nervoso vegetativo (autônomo) até chegarem aos diversos órgãos que inervam. Se a pele não tiver sido adequadamente estimulada, os sistemas nervosos periférico e autónomo também são inadequadamente estimulados e ocorre uma deficiência de ativação dos principais sistemas de órgãos (Montagu, 1988) .

Segundo Keating (1987, p.368), "a capacidade da criança para organizar as impressões sensoriais é à nascença muito reduzida. Durante as primeiras semanas não existem percepções organizadas, as sensibilidades proprioceptivas, interoceptivas e exteroceptivas não adquiriram ainda significado". É através das experiências de prazer/ insatisfação que uma primeira organização começa a ter lugar: a distinção entre sensações agradáveis - ligadas aos cuidados maternos - e as desagradáveis - ligadas à ausência. Spitz (1973), citado em Keating (1987), por seu lado, reforça o papel do olhar como percepção à distância oposta à percepção de contacto, a forma privilegiada de relação nos primeiros anos de vida. Através do toque, segundo Brun (1990, p.124), podemos "partir à aventura para sondar a dimensão que separa cada um de nós
do que não é".

Na vida pós-natal, a pele é uma superfície extraordinariamente sensível que registra as sensações do mundo externo e transmite ao bebê informações sobre o seu
estado de ser. Assim, a pele funciona como órgão de comunicação (Shildrick, 2002). O indivíduo carente a nível táctil sofrerá de uma deficiência de feedback da pele para o cérebro (Montagu, 1988).

Em pesquisas realizadas com mamíferos, os animais acariciados respondem com uma maior eficiência funcional na organização de todos os sistemas do corpo. Os não acariciados não conseguem atingir a organização que se expressa na eficiência funcional e, portanto, são em todos os sentidos menos aptos a enfrentar os ataques e lesões oriundos do meio ambiente. A estimulação cutânea é uma importante necessidade biológica tanto para o desenvolvimento físico como para o comportamental (Montagu, 1988).

Halliday (1948), citada por Montagu (p.103, 1988), afirma que, podendo "os primeiros meses imediatamente após o nascimento serem considerados como continuação direta do estado intra-uterino, há necessidade da manutenção de um íntimo contacto corporal com a mãe, para que sejam satisfeitas as exigências dos sentidos cinestésico e muscular".

Para o bebê, e no que toca especificamente à amamentação ou sua forma substituta, não é somente o tipo de alimento que importa, mas também o comportamento da mãe
como um todo, durante a situação de alimentação. Esta ideia é defendida por Davis (1991, p.52), quando diz que "o contato físico proporciona à criança um forte sentimento de segurança psicológica, confiança, aconchego e bem-estar, ajudando a superar o medo e a sensação de isolamento". O contato físico em si não é uma emoção, mas os seus elementos sensoriais induzem alterações neuronais, glandulares, musculares e mentais que, combinadas, denominamos emoção (Montagu, 1988).

Sartre (s.d.), citado por Dolto (1978, p.30), diz: "Ao acariciar alguém, faço nascer a sua carne pela carícia dos meus dedos. A carícia é o conjunto das cerimônias que encarnam esse alguém".

Para Pruzinsky (1990), desde os primeiros momentos, a qualidade emocional da experiência tátil das crianças começa a influenciar o desenvolvimento da sua identidade, incluindo o delinear do importante limite entre o self e o mundo.

Várias pesquisas mostraram que bebês prematuros estimulados tatilmente através de carícias tiveram respostas positivas no que diz respeito a ganho de peso, movimentação corporal, respiração, entre outros fatores observados (Montagu, 1988). Prescott (s.d.), citado por Davis (1991), realizou um estudo sobre práticas de contacto corporal de 4 9 culturas primitivas e descobriu uma correlação entre os baixos níveis de afecto infantil e os altos níveis de violência.

Apesar de a infância ser o período durante o qual o toque é mais importante, o ser humano continua a precisar, para o seu desenvolvimento, de ser tocado ao longo de toda a vida. No entanto, é geralmente, no processo de crescimento infantil o contato físico vai-se tornando gradualmente mais restrito. Durante a adolescência, segundo

Davis (1991), a necessidade básica de tocar e ser tocado torna-se não apenas uma busca pessoal por satisfação sensorial, mas também uma procura simbólica de amor, de intimidade, de segurança, aceitação, aconchego e confiança.

Para Brun (1990), o tocar é, com efeito, muito mais do que um sentido do contacto: é o sentido da presença e leva à experiência do encontro. Quando, com a sua mão, o homem toca, tenta emigrar da sua corporeidade para ir ao encontro de outro, e tal experiência termina com um regresso a si mesmo, já que pelo tocar, o homem é incessantemente reenviado ao seu eu.

Através de pesquisas realizadas com adolescentes grávidas, McAnarney (1984), citada por Montagu (1988), chegou à conclusão de que a privação do toque leva o jovem a buscar uma compensação através da prática sexual (e, consequentemente, à gravidez). Lowen (1969), também citado por Montagu (1988), verificou mesmo que "mulheres afetadas por falta de estimulação táctil na primeira etapa de suas vidas se dedicaram posteriormente a actividades sexuais numa tentativa de conseguir um pouco de contacto com seus próprios corpos".

Em fases posteriores da vida, as oportunidades de contacto físico diminuem ainda mais. Tendencialmente, o toque nos idosos acontece apenas de forma funcional ou profissional. A pele apresenta as mais ostensivas evidências do envelhecimento: enruga, fica manchada, sofre mudanças na pigmentação, seca, perde a elasticidade.
Havendo na nossa sociedade uma hiper valorização da juventude e da beleza, não existe incentivo para o toque em objectos ou pessoas que não se integrem nos cânones do esteticamente agradável. Muitos idosos ficam portanto sujeitos a uma crescente ausência de contacto táctil. Em algumas situações, por exemplo, quando o marido ou a esposa morre, o contacto físico para o sobrevivente pode cessar quase totalmente. Entretanto, as necessidades tácteis não parecem diminuir com a idade mas sim mudar. Montagu (1988) sustenta que, com a actividade sexual diminuída na velhice, a necessidade táctil fica mais forte, pois é a única experiência sensual que permanece. É nessa época, quando voltamos a depender mais dos outros, que se evidencia mais a necessidade de ser abraçado, de ter um braço em volta dos ombros, de ser levado pela mão - de ser acariciado e ter oportunidade de corresponder à carícia.

Montagu (1988) faz uma classificação dos tipos de toques: o toque social, que acontece em situações públicas; o toque passivo, quando o organismo é tocado; e o toque ativo, no qual o organismo toca.

Davis (1991) refere que os aspectos sociais podem influir na restrição do contato físico; a nossa consciência social limita-o a ocasiões simbólicas e socialmente aceitáveis como os diversos rituais de aniversário, casamento, etc., no desporto, nas demonstrações de hostilidade, no exercício profissional e na prestação de serviços de cuidados pessoais.

Brun (1990) detalha, por seu lado, que o tocar ativo implica a vontade e o desejo de seguir uma superfície e de desposar uma forma; o tocar ausculta e exprime a aventura do eu, para lá das fronteiras e da sua finitude encarnadas pelo seu organismo.

Para Pruzinsky (1990), o toque é um extremamente poderoso meio de comunicação. Muitas emoções estão associadas ao toque, das sensações sexuais até à religião (e.g., o posicionamento das mãos durante uma oração), como é afirmado por Riscalla (1975), citado por Pruzinsky (1990).

Vivendo num sistema econômico que privilegia a propriedade privada, essa mesma relação de delimitação é transferida para a esfera pessoal, restringindo a troca de contacto físico. De acordo com Shildrick (2002), no tipo de especulação que privilegia a separação, o toque é algo que sinaliza um potencial perigo. Além disso, algumas religiões condenam o contacto físico, associando-o ao prazer e ao pecado. Em contrapartida, considerando os diversos efeitos benéficos do toque, diversas abordagens de terapias corporais e de psicoterapia somatopsíquica (e.g., Integração Estrutural, Técnica de Alexander, Análise Bioenergética) têm usado o toque como elemento facilitador do desenvolvimento do limite corporal e da imagem corporal (Pruzinsky, 1990).

Pessoas que apresentam enfermidades transmissíveis através do contacto com os seus corpos ou fluidos corporais, como os pacientes com SIDA ou VIH-positivo, demonstraram que, por adotarem atitudes de protecção de terceiros ou porque os outros têm medo de lhes tocar, desenvolvem uma maior fome táctil do que pacientes VIH- negativo (Chapman, 2000).

Pelas evidências expostas, fica claro que as experiências tácteis desempenham um papel de fundamental importância no crescimento e desenvolvimento do ser humano, constituindo uma necessidade que o acompanha por toda a vida.

10 - CONCEITO DA IMAGEM CORPORAL

O conceito de imagem corporal é um processo que muda ao longo do tempo e com as diversas situações da vida (Baptista, 1995).

A primeira pessoa a conceituar Paul Schilder em 1935, referido por Vasconcelos (1995).

O autor define-a como sendo o desenho que, na mente, formamos do próprio corpo; ou seja a forma como vemos o nosso corpo.

Esta imagem corporal altera-se ao longo do tempo e segundo as situações, sendo influenciada por um variado conjunto de experiências sensoriais. Percebemos assim, em função da definição apresentada, que a imagem corporal tem como característica a possibilidade de adquirir diferentes formas, ideia defendida por Vasconcelos (1995, p.76), ao afirmar que "este conceito é plástico, está em constante mudança e modifica-se continuamente pelo crescimento, trauma ou declínio corporais, sendo ainda mais significativamente influenciado pelas interacções com o envolvimento social".

Scheerer (1954), citado por Shontz (1990), diz que a imagem corporal é uma estrutura central de sinais e traços de diversos órgãos do sentido, que são integrados num esquema ou modelo plástico. fixações e regressões, traduz a maleabilidade e a permanente desestruturação / reestruturação a que está sujeita a imagem corporal. Keating (1987) cita Schontz (1969) que diz que "a imagem corporal é parte do ego e também algo ao qual o ego reage; é sujeito e também objecto da actividade mental; (...) é uma estrutura e também um processo".

Segundo Dillon (1978) e Mahler e McDevitt (1982), citados por Pruzinsky (1990), nascemos com um corpo, mas não com um sentido do self. 0 sentido de self, de ser distinto e ter uma existência independente dos objectos inanimados e das outras pessoas, é baseado na experiência de ser incorporado.

Krueger (1990) sustenta que imagem corporal é operacionalmente definida como a representação mental do self corporal. Essas representações não estão limitadas a imagens visuais, mas abrangem o esquema de todos os dados sensoriais, internamente e externamente, derivados das experiências processadas e representadas dentro de um
aparato psíquico maduro.

Para Krueger (1989) e Mahler e McDevitt (1982), citados por Pruzinsky e Cash (1990), o desenvolvimento da imagem corporal é baseado nas interacções com as primeiras pessoas que cuidaram de nós, ideia também defendida e ampliada por Abrantes (1998, p.58), que cita Lutter et ai. (1990), referindo que a imagem corporal começa a formar-se
"ao longo da infância e evolui ao longo da vida, a partir de atitudes dos pais, dos colegas e mais tarde dos parceiros e companheiros de trabalho. As atitudes destas pessoas que nos rodeiam, em relação aos nossos corpos, reflectem normalmente o pensamento dominante, veiculado em cada sociedade acerca dos vários tipos de figuras corporais".
Para Fenichel (1945), referido por Pruzinsky (1990), a imagem corporal é a soma total das representações mentais do corpo e dos seus órgãos, constituindo a ideia de "Eu" e sendo de importância básica para a formação do ego. Segundo Pruzinsky (1990), a separação psicológica entre o mundo e o indivíduo, a criação do limite da imagem corporal, é mediada pela experiência táctil.

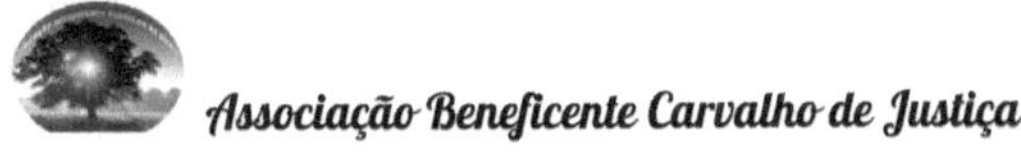

Para Dolto (1978, p.22), "a imagem do próprio corpo forma-se a partir de fragmentos, que se vão constituindo em zonas privilegiadas". Num dado momento, a criança toma consciência, nas suas relações com aqueles que a rodeiam, das partes privilegiadas do seu corpo. Essa consciência corporal, segundo Montagu (1988), é produzida pela estimulação do corpo, principalmente através da pele, desde o nascimento, ou mesmo antes.

Ampliando este conceito, para Keating (1987, p.367), "a imagem do corpo é algo mais do que resíduos de sensações e percepções, é algo mais do que um somatório de impressões cinestésicas. A imagem corporal é, essencialmente, a consciência de si". Todo o seu desenvolvimento, sujeito a influência social sobre a imagem corporal contínua ao longo de toda a vida.

Para Mezzette e Pistoletti (1988), a imagem corporal é a representação que um indivíduo tem do seu corpo e das diferentes partes deste. Este conceito implica o conhecimento da estrutura física, do movimento e das funções do corpo, e das posições que o corpo adopta quando entra em relação com outras pessoas ou objectos.
Bruchon-Schweitzer (1987) citado por Garcia (1989, p.127), acrescenta que o termo imagem corporal se "refere às atitudes, sentimentos e experiências que o indivíduo acumulou a propósito do seu corpo e que são integradas numa percepção global".

Para Pruzinsky e Cash (1990) , a imagem corporal engloba percepções, pensamentos e sensações do corpo e da vivência corporal. Resulta por isso numa experiência muito personalizada ou subjectiva, não havendo necessariamente na imagem corporal uma correlação entre a impressão (subjectiva) e a realidade (objectiva). Várias pesquisas indicam claramente que a experiência do corpo envolve a percepção da aparência, tamanho, posição espacial, dos seus limites, da competência, e da questão de gênero, (Cash e Pruzinsky, 1990). Para Fisher (1990), a atenção do indivíduo pode mover-se de um para outro desses componentes ou, simultaneamente, estar em um ou mais planos.

Considerando o desenvolvimento do ser humano como um processo permanente e dinâmico, podemos dizer que, "de acordo com as experiências actuais e anteriores, o sujeito elabora face ao seu corpo uma série de julgamentos,] atitudes, sentimentos, ou seja, uma representação mental do seu corpo, à qual chamamos de imagem corporal", segundo Serra (1986) citado por Oliveira (1996, p.9).

Para Sobral (1996, p.234), a imagem corporal é "a representação mental que um indivíduo possui do seu próprio corpo, logo, um conceito também ele dinâmico, evoluindo ao longo da vida segundo a experiência pessoal e a intervenção de numerosas influências exteriores".

Abrantes (1998, p.77), autor que também investigou neste domínio, sustenta que "a imagem corporal, além de ser influenciada por factores intrínsecos ao próprio indivíduo, é influenciada, ou até mesmo condicionada, por imposições sociais, culturais e económicas.

Entre estes condicionamentos estão, por exemplo, os ideais de beleza] veiculados no meio em que cada indivíduo está inserido".
Para Gardiner et ai. (1998, p.126), "imagem corporal refere-se assim ao conceito que alguém faz de sua aparência física".

Festas (2002, p.15) acrescenta que "a imagem corporal está fortemente associada ao aspecto físico do indivíduo, transportando informações básicas a seu respeito, tais como o sexo, o grupo etário, o estatuto sócio-económico ou a profissão, determinando a formação de estereótipos corporais". Entre os atributos físicos determinantes está a pele, tão importante para a imagem corporal que muitas pessoas consomem muito tempo e dinheiro para recuperar uma aparência mais jovem (Tortora, 2000).

Sendo o carácter plástico e dinâmico da imagem corporal determinado tanto por estímulos externos como pelos estímulos internos, o seu balanço é constantemente alterado. Dolto (1978) exemplifica referindo que no homem doente ou ferido a imagem do corpo se altera. Aliás, a imagem corporal está diretamente enraizada, segundo

Keating (1987), na teia sobre a qual o psiquismo se instala e organiza, mantendo com o corpo, permanentemente, uma relação de reciprocidade. Corpo e mente constituem-se como agentes e objetos de uma unidade somatopsíquica, que, quando ameaçada, deixa entrever a fragilidade da organização corporal e da imagem do corpo.

Percepção da imagem corporal;A percepção remete para a maneira como construímos o nosso mundo a partir de uma variedade infinita de estímulos disponíveis (Pruzinsky, 1990).

A percepção que temos do próprio corpo nem sempre corresponde ao corpo real. Para Pruzinsky e Cash (1990), o modo como percebemos e experienciamos o nosso corpo dá-nos, significativamente, conta do modo como nos percebemos a nós mesmos. Por vezes, verifica-se uma subestimação, outras uma subestimação, seja no todo corporal ou relativa a segmentos específicos. Furlong (1977), citada por Fisher (1986), encontrou nas suas investigações vários factores que influenciam esse fenômeno, vivido de forma diferente segundo o género. No caso feminino, verifica-se que o estatuto sócio-económico e nível educacional podem afectar significativamente a percepção do corpo (os homens mostraram uma tendência de estabilidade na estimativa do tamanho dos seus corpos). A mesma autora refere ainda que a maioria das mulheres subestima a largura da cintura, e isto é evidente tanto em mulheres que querem fazer uma operação plástica como nas que não pretendem fazer uma intervenção desse tipo.

Segundo Vasconcelos (1995), citando Kreitler e Kreitler (1988), na infância formam-se duas imagens distintas, a imagem corporal e a imagem facial. Na idade adulta o desenvolvimento da imagem corporal continua com uma tendência para a fusão da imagem corporal e da imagem facial.

Em relação à percepção de partes do corpo, Fisher (1986) cita o resultado a que chegaram alguns investigadores, como Shontz, que verificou a existência de padrões na sobre subestimação da percepção de áreas específicas. A largura da cabeça e o comprimento do antebraço são frequentemente subestimados; o comprimento da mão e do pé são subestimados. Shontz confirma que, geralmente, as mulheres sobrestimam a largura da cintura mais do que os homens. Um outro investigador, Nash, observou que a distância do umbigo aos pés e do entrepernas para os pés são geralmente subestimadas. Hester refere que o tamanho do antebraço é usualmente subestimado. Gellert demonstrou que o tamanho de cabeça é frequentemente sobrestimado, em todas as idades.

Fisher (1986) registrou que vários fatores podem levar o sujeito a sobrestimar o tamanho corporal: a demasiada importância dada a uma parte do corpo pelo seu valor funcional; o ser obeso; a gravidez; a ingestão de uma refeição hipercalórica; a necessidade de compensar sentimentos de inferioridade psicológica.
Os dois gêneros têm uma atitude contrastante em relação ao tamanho dos seus corpos. Enquanto os homens querem ser mais largos, as mulheres querem ser mais delgadas,

Hallinan e Schuler (1993) citam algumas investigações sobre a relação entre prática de actividade física e percepção da imagem corporal: Salusso-Deonir e Schwartzkopf (1991) perceberam que a prática regular de exercício melhora a percepção corporal em mulheres e homens. Nos seus estudos feitos com atletas e não atletas,

Rossi e Zoccolotti (1979), citados por Hallinan e Schuler (1993) e por Fisher (1986), concluíram que os atletas geralmente eram mais precisos na estimativa do tamanho dos seus corpos. Ambos os grupos sobrestimaram o tamanho da cabeça e do antebraço e subestimaram o tamanho do pé e da mão.

Aspectos psicológicos podem ter influência sobre a percepção corporal. Fisher (1986) descreve uma correlação entre o tamanho e o valor atribuído a uma parte do corpo. A sobrestima que as mulheres evidenciam em relação ao tamanho da cintura pode ser uma expressão de insatisfação com algum aspecto específico do self. Cleveland et ai. (1962), e Furlong (1977), citados em Fisher (1986), verificaram que as pessoas que têm uma orientação intelectual e por isso prestam especial atenção à cabeça (como suposto local da intelectualidade) mostram tendência para sobrestimar o tamanho da cabeça. Shontz (1969), referido em Fisher (1986), detectou correlações significativas entre o tamanho atribuído a uma parte do corpo e sua funcionalidade. Outros parâmetros também importantes na estimativa do tamanho de uma parte do corpo são a mobilidade e o grau de musculação, entre outros (Fisher, 1986). Nesses casos há uma tendência para sobrestimar o tamanho atribuídos à essas partes corporais.

Bowerw e Van der Meulen (1970), referidos em Fisher (1986), verificaram que a hipnose induzida produz vagas sensações de mudança no tamanho aparente das partes do corpo, e Barber e DeMoor (1972), também citados em Fisher (198 6) registaram que o simples estar sentado quieto com os olhos fechados é suficiente para criar sensações de mudança no tamanho do corpo.

Quando as pessoas obesas passam por uma rápida mudança nos seus corpos, por exemplo através de uma dieta rigorosa, em que perdem muitos quilos em pouco tempo, têm tendência para continuar a atribuir ao corpo o tamanho que tinham antes. Isso pode ser compreendido, segundo Fisher (1986), pelo facto de terem ficado durante longo tempo acostumados a uma mesma condição.

Satisfação com a imagem corporal

Para Gardiner et ai. (1998), a satisfação com a imagem corporal resulta de comparações feitas com um padrão ou ideal implícito que varia de uma cultura para outra. Fallon (1990) sugere que a satisfação com a imagem corporal parece variar em função do estádio de desenvolvimento do indivíduo e da sua idade. Entre os vários factores que influenciam a satisfação com a imagem corporal destacam-se a idade, o sexo, a prática ou não de actividade física, o estado geral de saúde e o tipo de estimulação táctil que se recebe.

Muitos aspectos da relação das crianças com os pais passam pela satisfação, excitação ou inibição das sensações corporais. As crianças constroem o modelo de relação com os outros fortemente influenciadas pelo vocabulário corporal, assim como também aprendem a fazer julgamentos em relação a questões básicas da imagem corporal: boa ou ruim, atractiva ou ameaçadora (Fisher, 1986).

Como resultado de uma investigação feita com adolescentes, Jacob (1994) sugeriu que, numa comparação entre sexos, os rapazes têm uma maior satisfação com a imagem corporal do que as raparigas. Fazendo uma comparação intra-classe, verifica-se que tanto os rapazes quanto as adolescentes com 13 anos têm maior satisfação do que os seus semelhantes com 15 anos, evidenciando a tendência para a diminuição da satisfação com a imagem corporal nos adolescentes mais velhos.

Entre homens e mulheres adultos, continuamos a encontrar diferenças em relação à satisfação com a imagem corporal. Segundo Fisher (1986), há uma consistente e significativa tendência para as mulheres expressarem menos satisfação do que os homens, sendo o mesmo confirmado por Festas (2002) . Ainda para Fisher (1986), nas mulheres a auto-estima está relacionada com a questão da atracção exercida pelo seu corpo, que as leva a ter mais preocupação com a parte externa e a preocuparem-se mais com as roupas, acessórios corporais e cosméticos. Nos homens, a auto- estima está mais relacionada com a eficácia, o que os leva a ter maior preocupação com as áreas internas do corpo e a preocuparem-se mais do que as mulheres com o desenvolvimento da força, agilidade e velocidade. Em relação a partes específicas do corpo, mostra o mesmo autor que as mulheres apresentam uma maior insatisfação com as ancas, a cintura e as coxas, e os homens com a região abdominal.

Em relação à actividade física e à participação em programas de exercício, a imagem do corpo assume um interesse particular pois "o indivíduo actua mais em função da imagem do corpo que se representa do que da sua configuração efectiva" (Sobral, 1996, p.234). Schilder (1950), citado por Fisher (1986), atribui grande importância à prática de actividade física na determinação da imagem corporal. Reforçando esta ideia, Fisher (1986) refere algumas pesquisas que utilizaram técnicas variadas na tentativa de fazer as pessoas sentirem-se mais positivas em relação aos seus corpos.

Verificando-se que a prática de actividade física, como yoga, movimento exploratório e mímica, por exemplo, contribuíram para um aumento na satisfação com a imagem

corporal.

A relação entre saúde e imagem corporal é também objecto de várias pesquisas. Como esperado, pessoas fisicamente doentes têm uma satisfação com a imagem corporal relativamente baixa (Fisher, 1986). 0 autor cita diferentes trabalhos científicos que provam isso mesmo: esta relação foi mostrada por Kurtz e Hirt (1970) através de uma comparação entre 40 mulheres hospitalizadas e 20 mulheres não hospitalizadas; Schwab e Harmeling (1968) encontraram esta mesma relação numa pesquisa feita com 124 pacientes médicos; e Johnson (1956) demonstrou que a satisfação corporal era significativamente correlacionada negativamente ao número de queixas corporais.

Factores emocionais também interferem na imagem corporal. Fisher (1986) refere alguns estudos que mostram esta relação: Apfeldorf et ai. (1974) observaram uma correlação positiva entre satisfação com a imagem corporal e o ajustamento emocional; Jaskar e Reed (1963) observaram que a satisfação com a imagem corporal era relativamente baixa em pacientes psiquiátricos hospitalizados; e Goldberg e Folkins (1974) verificaram que a satisfação com a imagem corporal estava negativamente correlacionada sentimentos como ansiedade e depressão, em estudantes. Garcia (1989) estabelece uma relação entre a insatisfação com a imagem corporal e baixa auto-estima e cita Jussin et ai. (1987) que dizem que os indivíduos com uma auto-estima elevada, tendem a avaliarem-se mais favoravelmente mesmo quando apresentam uma performance semelhante ou inferior aos indivíduos com baixa auto- estima. 0 uso do corpo como um instrumento para realçar o self, é também um meio para encobrir e negar os próprios defeitos; o corpo é usado como uma fachada que apresenta funções de camuflagem, (Fisher, 1986). E, para Cunha e Silva (1997, p.III), "a auto-imagem distorcida, a perda do contorno, da fronteira, é um factor de ansiedade". Sobral (1996, p.234) salienta que "a imagem corporal acompanha-se geralmente de um conteúdo afetivo que a liga, de um modo indissociável, à satisfação com o corpo próprio e aos sentimentos mais profundos que a pessoa manifesta a respeito de si mesma, na sua relação com o mundo e com os outros".

Imagem corporal da pessoa idosa

Com o crescimento e o envelhecimento, os nossos corpos mudam, e cada estágio do desenvolvimento tem associação com marcadores da imagem corporal, como é dito por Fisher (1986) citado em Pruzinsky e Cash (1990).

Durante o desenrolar da meia-idade, há um conflito entre a negação do processo de envelhecimento e a aceitação da perda de um corpo antes cheio de juventude. A resolução deste conflito leva ao redimensionamento da imagem corporal e a uma avaliação mais realista desta fase da vida, de acordo com Colarusso e Nemiroff (1981), citados por Pruzinsky e Cash (1990). Como as alterações vão ocorrendo ao longo de anos e, em regra, as mudanças corporais graduais são de mais fácil acomodação do que as abruptas, a maioria dos indivíduos consegue aceitar esta mudança (Pruzinsky e Cash, 1990). Apesar das preocupações com as questões somáticas, incluindo possíveis doenças que possam aparecer, uma que as pesquisas revelam é a de que, ao invés do estereótipo imaginado, não é normal que as pessoas que chegam à terceira idade venham a ter uma diminuição da satisfação com o corpo. Isso surpreende porque geralmente se pensa que, com o avançar da idade e as consequências que a mesma traz, incluindo um declínio na saúde, o idoso venha a ver o seu corpo mais e mais negativamente.

Para a cultura ocidental contemporânea, envelhecer implica uma difícil submissão à deterioração do corpo. O envelhecimento aparece como uma ameaça para a integridade da imagem corporal existente, segundo Fisher (1986) . Nesse quadro, para o senso comum, seria característica dos idosos terem uma percepção negativa dos seus corpos. A literatura científica mostra que isto não é uma regra. Fisher (1986) refere várias pesquisas que não encontraram um elevado número de distúrbios ou disfunções na imagem corporal dos idosos. Num estudo feito por Schwab e Harmeling (1968) com 124 sujeitos de ambos os sexos, os autores verificaram no grupo dos homens apenas uma fraca correlação positiva entre a idade e a insatisfação com o corpo, enquanto que no grupo das mulheres houve uma completa ausência dessa relação. Berscheid et ai. (1973), analisaram dois mil questionários aplicados a jovens e idosos, que avaliavam o grau de satisfação relativo a 25 diferentes aspectos corporais e não encontraram diferenças em função da idade.

Numa investigação feita pelo próprio Fisher sobre o grau de definição do limite corporal, comparando adultos (idade média de 36 anos) e idosos (idade média de 67 anos), não foi encontrada diferença na satisfação com a imagem corporal entre os dois grupos.

Gray (1977), citado por Hallinan e Schuller (1993), chegou à conclusão, a partir de um estudo feito com pessoas de ambos os sexos, entre 18 e 60 anos, de que há uma tendência para uma maior satisfação com a forma corporal com o avançar da idade.

Cash et ai. (1986), citados em Cash (1990), confirmam que a satisfação com a imagem corporal não diminui com o envelhecimento, uma vez que as pessoas transferem a sua atenção da aparência para a saúde e para o bem-estar físico. Segundo Hallinan e Schuler (1993), a forma corporal ideal para as mulheres idosas, como para as mulheres jovens, é significativamente menor do que suas formas corporais reais. E, segundo os mesmos autores, existe uma tendência para a diminuição da diferença entre a forma corporal ideal e a real no grupo etário entre 80 e 88 anos.

Os autores salientam que com mulheres idosas, as que praticavam exercido mostraram uma grande diferença na percepção da forma do corpo real e do corpo ideal em relação às que não praticavam nenhuma atividade física. Num estudo efectuado por Cash et ai., citados em Alves (2003, p.76), "a partir de uma amostra de 30 elementos do sexo feminino, com o objectivo de determinar as atitudes relativas ao próprio corpo e verificar se a idade as influencia significativamente, os autores concluíram que as adolescentes e as jovens com 20 anos de idade eram quem mais se preocupavam com a própria aparência. Dos 30 aos 60 anos, conforme a idade aumentava, ocorria um decréscimo acentuado. A partir dos 60 anos, o interesse pela aparência voltava a aumentar".

Interacção entre massagem e imagem corporal

Massagem e imagem corporal

Com a evolução que sofreu ao longo da sua história, e mais recentemente no século XX, conseguimos hoje discernir claramente o que é massagem, enquanto recurso técnico para cuidar do ser humano através de manobras com os seus componentes, efeitos, indicações e contra-indicações, do que é o toque feito vulgarmente, nas relações afectivas, profissionais ou casuais entre as pessoas. Apesar dessa distinção, nas histórias destes campos houve um entrelaçamento que se faz presente ainda hoje: o encontro das mãos com o corpo da outra pessoa, comum aos dois elementos em estudo (massagem e toque). Na maioria dos casos, um simples toque é muito diferente do que compreendemos por massagem, mesmo sabendo que por vezes funciona como tal, desencadeando respostas semelhantes(e.g., quando uma mãe dá banho a um filho, acariciando a sua pele). Para Dolto (1978, p.30), " o tocar e o massajar têm o mesmo significado. Dito por outras palavras, a expressão carícia manual, utilizada pelos psicólogos e pelos filósofos, representa para nós a massagem."

Para analisar o efeito que a massagem terapêutica tem sobre a imagem corporal, começaremos por ver o efeito que o toque, elemento fundamental da primeira, tem neste fenómeno. Como já vimos, ainda antes do nascimento, "a experiência mais precoce, mais elementar e mais dominante do bebé é a táctil", Davis (1991, p.35). Nos primeiros meses após o nascimento continua a ser o tacto a forma mais eficiente de comunicação do / com o bebé, numa relação dialéctica na qual ao mesmo tempo em que apreende o mundo vai desenvolvendo a percepção de si, incluindo tudo o que
implica esse ser.

O toque é sempre reversível, pois uma mão que toca é também tocada, como refere Merleau-Ponty (1968) citado por Shildrick (2002, p.lll), e nesse processo o bebé vai-se também reconhecendo pelo contacto com o corpo do outro ou através dos objectos que toca. Tanto o toque recebido por outros quanto o auto-toque terão influências sobre a construção da imagem corporal.

Para Anna Freud (1965), citada por Montagu (1988, p.203), no início da vida, "ser tocado de leve, aconchegado no colo e tranquilizado pelo tacto ajuda a consolidar uma imagem corporal e um ego corporal saudáveis". Para Davis (1991, p.52), "ao tocar o próprio corpo, uma criança contribui para sua imagem corporal". Essa auto-exploração liga-se tanto à sensação do corpo como às reacções dos outros a tal iniciativa. Keating (1987, p.372) salienta que, a partir do segundo semestre do primeiro ano de vida, "as regiões do corpo onde os contactos recíprocos são mais frequentes através da exploração manual vão ser mais facilmente identificadas e unificadas numa imagem corporal ainda bastante fragmentada".

Da evidência tangível do corpo da mãe, da existência de um universo na ponta dos dedos, em sentido muito real, o bebé passa para o desenvolvimento da consciência do seu próprio corpo e do da progenitora. Aquilo que o bebé tiver aprendido pela exploração do corpo da mãe é usado como fundamento de aprendizagens subsequentes a respeito de seu próprio corpo, investigando-o principalmente com suas mãos. Através desse processo fica claro que a imagem corporal que fazemos de nós mesmos é, em grande medida, baseada nas nossas experiências tácteis da infância, subsequentemente   reforçadas pelas experiências feitas ao longo da meninice (Montagu, 1988). Segundo Pruzinsky (1990), no processo de separação da fusão simbiótica com a mãe e de individualização em que o bebé assume as suas] características pessoais, há duas influências críticas que são o toque (mediatizado através da pele) e o movimento (mediatizado através da propriocepção).

Para Fenichel (1945), citado por Pruzinsky (1990), devido à ocorrência simultânea da experiência táctil externa com a dos dados sensoriais internos, o corpo do indivíduo torna-se algo separado do resto do mundo e assim o discernimento entre self e o não-self" torna-se possível. Esta ideia foi complementada pelo próprio Pruzinsky (1990), acrescentando este que o senso inicial de self é baseado na experiência das sensações táteis e cinestésicas.

0 corpo como entidade autônoma "faz-se a si próprio, mas no estabelecimento de um conjunto de relações e cumplicidades com o meio" (Cunha e Silva, 1998b, p.35). 0 corpo "organiza-se a partir da construção de um regime de trocas com o exterior" (Cunha e Silva, 1998b, p.35), e um dos canais para esta troca é a relação táctil. Para Ong (1967), citado por Montagu, o tacto atesta a existência de uma realidade objectiva, de alguma coisa fora, que não eu mesmo. E, no entanto, pelo próprio facto de atestar o não- eu mais do que qualquer outro dos sentidos, o tacto implica também uma maior subjectividade. Quando sinto esta coisa objectiva "do lado de fora", além dos limites do meu corpo, também experimento ao mesmo tempo o meu próprio ser. Sinto o outro e eu mesmo, simultaneamente.

Sigmund Freud (1923), citado por Gieler (1988), defende que o ego é, em última instância, derivado das sensações corporais, podendo ser considerado como a projeção mental da superfície do corpo". Ringel (1960) e Panse (1970) referidos em Gieler (1988, p.63), afirmam que "o ego humano é formado pela imagem corporal pessoal, principalmente derivada da percepção da superfície". Para o próprio Gieler (1988), a pele tem importância biunivoca para a imagem corporal humana: por um lado, uma mudança na pele pode ter um efeito secundário na personalidade (...) e, por outro lado, processos intra-psíquicos podem manifestar-se através dela. Entender a linguagem da pele pode-nos ajudar a compreender muito sobre a experiência corporal do indivíduo.

A compreensão da imagem corporal como uma estrutura em processo de mudança é sublinhada por Sobral (1996, p.234), quando diz que "a imagem do corpo não é apenas a fotografia subjectiva desse mesmo corpo, a impressão reflectida passivamente das nossas dimensões e forma, peso e textura, mas uma construção permanente".

Para Pruzinsky e Cash (1990), a transformação na imagem corporal pode ocorrer em muitas dimensões: alteração física, mudança na experiência corporal, mudança nas reacções emocionais para com o corpo, ou mudança nos aspectos cognitivos e comportamentais da imagem corporal.

Schilder (1950), citado por Fisher (1990), analisou em profundidade os efeitos das variáveis que exercem impacto sobre a imagem corporal e, entre elas, faz referência ao
ser tocado como um estímulo que promove mudança na mesma.

Segundo Pruzinsky (1990), a perspectiva somato- psíquica assume que, se a meta é mudar a percepção e o sentimento de um indivíduo em relação ao seu corpo, imagem corporal), então trabalhar directamente com o corpo é o mais eficiente recurso para atingir esta meta.

Entre as abordagens somato-psíquicas, o autor inclui a massagem terapêutica, dentro do grupo de técnicas de manipulação corporal orientada. Dolto (1978) complementa esta ideia, sugerindo que o trabalho através de manipulação visa restituir ao corpo a sua unidade, reajustar as peças soltas, cuja coordenação constitui o conceito de organismo.

Cunha e Silva (1999, p.25) afirma que "o corpo, esta estrutura que nos habituamos a entender como equilibrada, harmónica e simétrica, afinal, inspeccionada de um lugar sem preconceitos, revela-se o inverso. (...) Ele só ganhará se for visto numa perspectiva desconstrutivista, que o recupera na sua desarmonia, na sua assimetria, no seu desequilíbrio". A massagem terapêutica é um recurso que pode interferir nesse processo contínuo de construção da imagem corporal, delineando o contorno deste território, fazendo a sua "fisiografia" através de estímulos de impressão sensorial, dando informações ao corpo sobre o seu lugar.

Massagem e percepção da imagem corporal

A construção da imagem corporal passa, entre outros aspectos, pela percepção que se tem dos limites deste corpo, limites estes dados em primeira instância pela pele. Gieler (1988, p.62-63) diz que "a pele como órgão físico e psíquico de contacto, define o limite entre o eu e o ambiente". Para Dolto (1978, p.36), "as sensações cutâneas confrontam-nos com os nossos limites exteriores".

Falar de pele é falar também de tacto, e este também é responsável pela percepção da nossa imagem corporal. Segundo Tayler (1921) citado por Montagu (1988), o maior sentido do nosso corpo é o tacto, que nos informa sobre a profundidade, a espessura e a forma. Através deste sentido somos capazes de discriminar as imagens internalizadas de nossos segmentos corporais. Esse processo começa

muito cedo, até antes do nascimento e desenvolve-se ao longo da vida. Como diz Dolto (1978), temos necessidade do contacto físico para desenvolver a consciência e a sensibilidade do corpo. No bebé, em torno da sucção, enquanto composição cutânea ou táctil de experiências, são organizadas as primeiras percepções (Montagu, 1988). Para Shildrick
(2002), os processos fisiológico e psicológico vêm juntos, e neles a pele é menos um limite do que um órgão de comunicação, uma passagem ou um ponto de cruzamento, tanto para o self como para o outro (não-self) .

Nem sempre estamos devidamente conscientes da importância da pele para a imagem corporal. No entanto, alterações ou anormalidades patológicas nesta superfície dão conta dessa importância. Gieler (1988, p.66) afirma mesmo que "na maioria dos casos, as pessoas tomam consciência da sua pele só quando esta se desvia da norma em relação a estrutura, forma ou cheiro". Desta maneira "a pele e suas doenças podem providenciar uma oportunidade para tornar conscientes os sinais de um self-corporal inconsciente", continua o autor, citando Teengen (Gieler, 1988, p.67).

Montagu (1988), falando da relação entre contacto e individuação, diz que a percepção de si mesmo é em grande medida uma questão de experiências tácteis. Segundo Ortega y Gasset (1957), citado por Montagu (1988, p.128), "tacto e contacto são necessariamente o factor mais conclusivo na determinação da estrutura de nosso mundo". Dolto (1978, p.30) citando Sartre (s.d.) diz que "a carícia não é um simples afloramento da carne mas sim um modo de lhe dar forma".

Através do tacto e das diversas técnicas orientadas de manipulação terapêutica que o envolvem, como a massagem, pode-se portanto ajudar a construir a imagem corporal, interferindo nas suas variáveis físicas e psíquicas. Pinheiro (1998) salienta que entre os efeitos psicológicos da massagem há a consciencialização da imagem corporal.

"Nas relações entre o paciente e o massagista, estabelece- se uma sensibilização progressiva em direção ao imperceptível" (Dolto, 1978, p.19). Segundo Fisher (1986), o interior do corpo representa para muitas pessoas um mistério, uma região desconhecida com conotações ameaçadoras. A massagem tenta que o paciente, que já não se sente pertença de si próprio mas antes sente profundamente a dispersão da sua unidade, volte a ser ele mesmo (Dolto, 1978)

Esta unidade acontece também, em termos neurofisiológicos, como refere Ajuriaguerra (1970), citado por Abrantes (1998, p.50), como resultado da tomada de consciência do corpo na sua totalidade e respectivas partes, através da forma como o corpo é sentido e experimentado.

Para Cunha e Silva (1998a, p.36), "a percepção é já uma construção subjectiva, é uma significação, logo um processo activo, e não uma mera atitude contemplativa". Considerando os efeitos da massagem citados anteriormente, esta revela-se uma forma activa de interacção, constituindo um meio privilegiado para a tomada de consciência do corpo um importante recurso no processo de percepção da imagem corporal

Massagem e satisfação com a imagem corporal

A satisfação com a imagem corporal é fruto do balanço entre questões culturais, a relação parental e o tipo de contacto físico que se recebe, com as questões próprias do
corpo, como o tipo étnico, a idade, o peso, a prática de actividade física e condições gerais de saúde. A massagem terapêutica pode interagir como elemento externo, contribuindo para o desenvolvimento de relação positiva com o corpo e com a sua imagem.

Desde os primeiros momentos da vida, essa satisfação passa pela qualidade do toque que se recebeu. Através desse meio de comunicação (e.g., através dos cuidados com corpo), a mãe pode transmitir aceitação amorosa, carinho e um sentido de segurança, ou pode transmitir o oposto (Pruzinsky, 1990). O toque é um componente essencial do bem-estar do bebé (Shildrick, 2002).

A satisfação com a imagem do corpo está dependente de aspectos objetivos e de factores subjectivos. Há, por um lado, uma avaliação (objectiva) que a própria pessoa faz sobre a aparência externa e sobre a condição interna, à saúde por exemplo, e, por outro, uma avaliação subjectiva que envolve algumas questões como a representação que o corpo tem no meio cultural onde se está inserido, ou a auto-estima relativa ao próprio corpo. Para Garcia (1989), citando Levinson et ai. (1986), a imagem corporal resulta de uma avaliação subjectiva, podendo ser afectada, entre outros, por indicadores físicos e pela posição social.

Dolto (1978, p.29) sustenta que "tocar todos os pontos do corpo é um acto tranquilizador, pois permite, eventualmente, confirmar a integridade desse mesmo corpo, quando o indivíduo, no seu inconsciente, receia que ele esteja fragmentado".

A massagem, com as suas técnicas variadas do gesto, opera uma conversão no doente, oferecendo-lhe a mão que o toca a paz e o repouso (Dolto, 1978) . Numa investigação feita com três pacientes com mastectomia, Brendin (1999) verificou que a aplicação de massagens foi útil para resgatar a satisfação com a imagem corporal.
Reforçando essas afirmações, diversos estudos desenvolvidos têm chegado à conclusão de que a ausência de toque contribui para um efeito negativo na imagem

corporal. Numa pesquisa realizada com pacientes VIH-positivo e com SIDA, por exemplo, Chapman (2000) constatou uma relação directa entre o não ser tocado suficientemente e a expressão de uma imagem corporal negativa.

Embora o toque como forma de intervenção tenha um formidável potencial de apoio, ajudando as pessoas a sentirem-se mais positivas consigo e com seus corpos, devemos estar sempre conscientes da possibilidade do seu emprego incorreto, como tal, devemos certificarmo-nos de que ele é bem executado e da abertura do indivíduo para ser tocado (Chapman, 2000).

O trabalho desenvolvido sobre os diversos sistemas deixa o organismo mais saudável e, por consequência, melhor na sua aparência a nível estético. Isso tem reflexos não só em termos pessoais, mas também é percebido e comentado por terceiros, contribuindo, como estímulo externo complementar, para uma imagem corporal global mais positiva.

11 - OBJETIVO DA MASSAGEM

A experiência de massagem acarreta mudanças significativas na percepção da imagem corporal.

A massagem relaxante beneficia a flexibilidade e aumenta a circulação, e do ponto de vista psicológico criam uma sensação de bem-estar e alegria. A massagem relaxante antiestresse ajuda a acalmar o corpo ea mente.

Acalmar o corpo é acalmar a mente, e uma das maneiras de se obter isso, é por meio da massagem relaxante, que proporciona o relaxamento e o alívio do stress e das dores.

A massagem relaxante promove a melhora na circulação sanguínea, aumenta o fluxo de nutrientes, remove catabólitos e metabólitos (substâncias tóxicas das células) prejudiciais ao organismo, além de aliviar a dor e facilitar a atividade muscular.

12 - APLICAÇÃO DE QUESTIONÁRIOS

Esse questionário teve os seguintes objectivos: colher dados mais precisos sobre cada indivíduo, para poder respeitar as suas especificidades na hora da aplicação das massagens; sondar a relação com as variáveis toque corporal e prática de actividade física, que poderiam interferir na avaliação final; e para fazer uma análise comparativa ao final do trabalho no tocante a qualidade de vida dos indivíduos.

Uma semana após a aplicação da última sessão de massagem, com objectivo de verificar possíveis alterações, foram controlados alguns dados deste Questionário como o peso, local de residência, relação com o tocar e o ser tocado, a prática ou não de actividade física, eventual tratamento fisioterápico, a qualidade do sono, a saúde geral e possíveis tratamentos a que os sujeitos estivessem submetidos.

13 - PROTOCOLO DE MASSAGEM

A nossa investigação teve uma parte experimental, que consistiu no Protocolo de massagem, constituído por doze sessões padronizadas, semanais, com duração aproximada de uma hora. Este Protocolo foi aplicado entre as duas avaliações.

Tivemos a preocupação de fazer um programa semelhante para todos os participantes da amostra, mas consideramos cada um deles individualmente, pelo seu histórico e características físicas específicas. Cada sujeito foi respeitado dentro da sua individualidade em cada uma das sessões.

As massagens foram aplicadas na sala de enfermagem do Lar. Foi solicitado a cada um dos indivíduos que utilizasse, nas sessões, roupas com as quais ficassem à vontade e permitissem a aplicação da massagem.

Antes de cada sessão, através da Ficha de Acompanhamento das Sessões de Massagem (Anexo 5), era perguntado aos sujeitos como se sentiam naquele momento e como se tinham sentido após a anterior (isto a partir da segunda sessão). Utilizando a mesma Ficha, era perguntado no final da sessão como se estavam a sentir naquele momento, e era registado o procedimento da sessão. Esse acompanhamento foi feito para podermos avaliar as reacções decorridas após cada sessão, dirigir o procedimento na sessão que iria iniciar-se e ir acompanhando a evolução individual de cada sujeito.
Utilizamos as manobras básicas de massagem:
- deslizamento,
- amassamento,
- fricção
- percussão.
Considerando as limitações dos sujeitos, só foram utilizadas as posições de decúbito dorsal e lateral.

Descrição da sessão:

Os sujeitos eram solicitados a ficarem deitados na posição de decúbito dorsal.
- Iniciamos a sessão com a massagem do pé esquerdo e depois do pé direito;

- em seguida era massageada a perna, o joelho e a coxa esquerda e depois o mesmo no lado direito;
- depois era massageada a mão, o antebraço e braço esquerdo e o mesmo no lado direito.
- Com o paciente em decúbito lateral direito, massageamos o lado esquerdo da região da bacia, em seguida a zona lombar e a torácica. 0 mesmo procedimento era aplicado
sobre o lado direito com o sujeito em decúbito lateral esquerdo;
- Novamente em decúbito dorsal, eram massageados o abdômen, o tórax, os ombros, o pescoço, a cabeça eo rosto, finalizando a sessão.

14 - TIPOS DE MASSAGENS

14.1 - MANEJO DE MASSOTERAPIA EM PACIENTES HIPERTENSOS

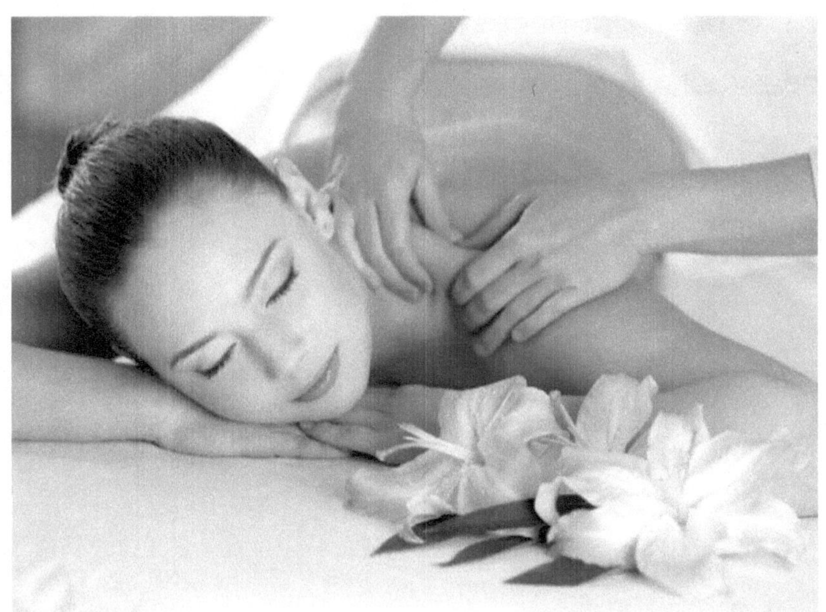

Fonte imagem: https://www.compraserrana.com.br/

A massagem relaxante utiliza movimentos suaves e firmes por todo o corpo, por meio de manobras como o deslizamento (movimentos lentos), batimento (movimentos rápidos), amassamento (amassar os músculos uns contra os outros) e fricções (movimentos circulares).
Além de beneficiar a flexibilidade, a massagem relaxante aumenta a circulação e provoca uma sensação de bem-estar pelo relaxamento da musculatura, que alivia as tensões e o estresse. Este tratamento promove, também, a melhora da circulação sanguínea, o aumento do fluxo de nutrientes, remoção de catabólitos e metabólitos

(substâncias tóxicas das células) prejudiciais ao organismo, além de aliviar a dor e facilitar a atividade muscular.Conforme vídeo:

Massagens relaxantes na parte superior do corpo:

https://www.youtube.com/watch?v=ZpdI85WRhuI - Direitos autorais: canal portal da educação

.Massagem nas partes inferiores do corpo e face

https://www.youtube.com/watch?v=7JgSaPrDtF0 - face

https://www.youtube.com/watch?v=O3sT1GATRSA - inferiores

https://www.youtube.com/watch?v=7paNPyCfAeg - costas

https://www.youtube.com/watch?v=DYupuCmWdVQ - Torax

- Direitos autorais do canal:Grupo Cecfh

MASSAGEM MODELADORA

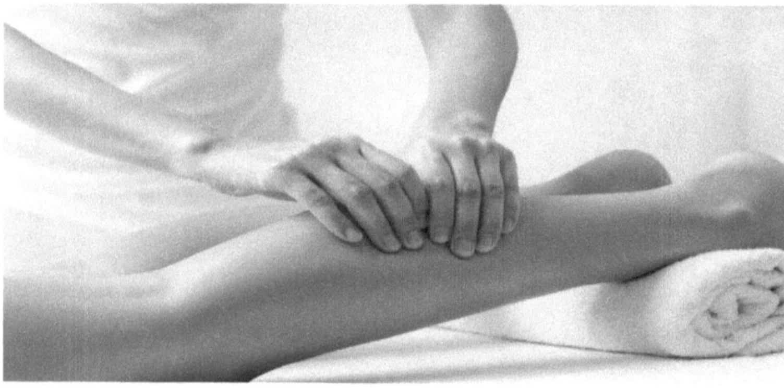

Fonte   imagem: https://www.onoderacuritiba.com.br/beneficios-massagem-drenagem/

Você já deve ter ouvido muito sobre os benefícios da massagem modeladora ou da drenagem linfática, não é mesmo? Muitas mulheres acham que massagem modeladora é a mesma coisa que massagem linfática. Pois bem, digo agora que não é a mesma coisa.

A dica de hoje é sobre Massagem Modeladora pra vocês conhecerem os benefícios que ela tem a oferecer. Agora vou explicar um pouco:

Visando ao remodelamento de gordura localizada corporal e à melhora do contorno corporal por meio de manobras vigorosas e repetitivas e com a pressão certa nos movimentos, a massagem modeladora atua sobre a circulação e facilita no que diz respeito ao processo de perda de medidas.

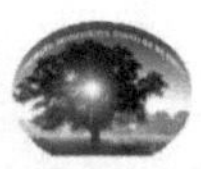

Benefícios da massagem modeladora

A massagem modeladora possui diversos benefícios, entre eles está o combate à flacidez, a redução de medidas e redução de gordura localizada. Cremes específicos para combater a celulite podem ser utilizados para potencializar os efeitos da massagem. Outros de seus benefícios são:

Melhora da circulação sanguínea.

Redução dos culotes, abdômen e glúteos.

Redução da gordurinha entre o braço e seio.

Eliminação das células mortas.

Oxigenação das células e consequente eliminação de gordura.

Eliminação das toxinas do organismo.

Modelagem do corpo.

Eliminação da retenção de líquidos que provoca inchaço (barriga).

Melhora da função intestinal.

Conforme vídeo abaixo que tem os Direitos autorais do canal. Tratando de Estética com Gabi Tuller

https://www.youtube.com/watch?v=NEWi13ZJw3c&t=303s

- DRENAGEM LINFÁTICA

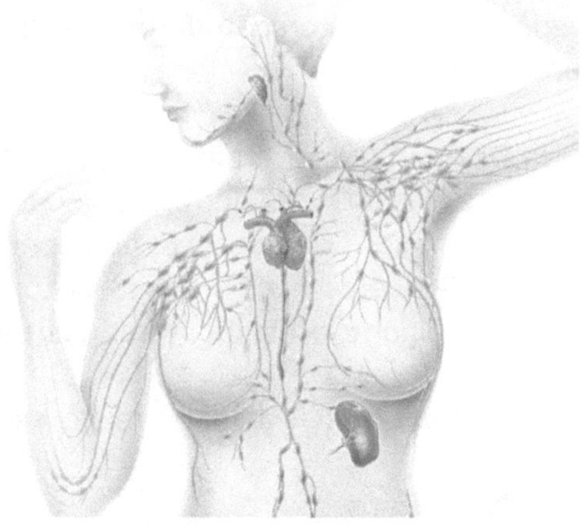

Trata-se de uma técnica de Compressão manual dos tecidos, que utiliza pressões intermitentes e tem como objetivo aumentar o fluxo da circulação linfática para tratamento de disfunções estéticas, patologias e do edema intersticial.

Na presente apostila, esta disciplina do curso de formação em massoterapia, visa desenvolver o aprendizado do Protocolo Básico de Drenagem Linfática Manual que visa o atendimento de pacientes gestantes ou com edema intersticial em pacientes sadios visando a manutenção estética e a diminuição de líquidos acumulados no corpo.

 A drenagem linfática para o tratamento de disfunções estéticas e coadjuvante ao pós operatórios de tratamentos médicos estéticos e cirurgias estéticas, como mamoplastias, lipoaspiração entre outros, será visto no Protocolo Avançado de Drenagem Linfática Manual ensinado no Curso de Drenagem Linfática no Pós Operatório.

Histórico: O sistema linfático foi durante séculos o mais desconhecido dos sistemas do organismo. Na Antigüidade, de acordo com a legenda mística dos gregos, o deus Apolo (Deus da Medicina) suspeitava dos poderes "secretos do sangue"). Aristóteles (384-322 AC) filósofo griego, discípulo de Platão, médico e professor, citava a existência de vasos que continham um líquido incolor. Herófilos, outro médico grego, escreveu: "Dos intestinos saem condutos (vasos) que não vão para o fígado, e sim a uma espécie de glândula que hoje conhecemos com gânglios linfáticos.
Em 1651, o pesquisador francês, Jean Pecquet, descobriu em um cadáver humano, a existência de um ducto torácico e uma espécie de receptáculo no seu início, que denominou de "cisterna de Chily, ou cisterna de Pecquet". A primeira descrição a respeito da drenagem linfática aconteceu no século XIX, por Winiwarter, austríaco, professor de cirurgia.
Em 1912, Aléxis Carrel conquistou o prêmio Nobel de medicina por seus trabalhos com o propósito de regeneração celular, mostrando o fundamental da linfa nos tecidos vivos. Realizou sua experiência com o coração de um frango cujas células estavam constantemente regeneradas pela linfa.

Somente em 1930, o fisioterapeuta Dr Emil Vodder, tratou pacientes acometidos de gripes e sinusites, que viviam na úmida e fria Inglaterra. Em suas observações, manipulando suavemente os gânglios linfáticos do pescoço, percebeu que estes se apresentavam inchados e duros. Intuitivamente iniciou o uso de uma massagem suave nos locais com a finalidade de melhorar o estado geral dos pacientes. Com os bons
resultados, Dr Vodder disciplinou o método e, seu primeiro relato escrito surgiu no ano
de 1936, em uma exposição de saúde em Paris.

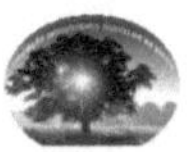

Na década de 60, o médico Dr Földi, estudou as vias linfáticas da cabeça e suas relações com o líquido cerebral.

Na década de 70, o professor Ledo demonstrou com uma filmagem e radioscopia, a ação da drenagem linfática manual.

Aspectos Biológicos

O corpo humano é composto abundantemente por líquidos, cerca de 40 litros (57% do peso total) em um indivíduo médio. Deste total aproximadamente 25 litros estão no meio intracelular, 12 litros no meio intersticial e no plasma sangüíneo a quantidade é em torno de 3 litros. Paralelo ao sistema sangüíneo, existe o sistema linfático. Que auxilia o organismo a drenar o líquido intersticial e remover resíduos celulares, proteínas, de maior tamanho que o sistema sangüíneo não consegue coletar.

O sistema linfático é constituído por capilares, pré-coletores, coletores, canal ou ducto torácico esquerdo e canal ou ducto linfático direito, linfonodos, válvulas linfáticas e linfa.

A função mais importante do sistema linfático é a devolução das proteínas a circulação, quando vazam dos capilares sangüíneos. Alguns dos poros dos capilares são tão grandes que permitem o vazamento contínuo de pequenas quantidades de proteínas, chegando a atingir a cada dia cerca de metade do total de proteínas da circulação.

Linfa: Líquido viscoso e transparente que circula através dos vasos linfáticos sendo recolhido no espaço intersticial. Sua composição é semelhante à do sangue, mas não possui hemácias, apesar de conter glóbulos brancos, dos quais 99% são linfócitos (No sangue os linfócitos representam cerca de 50% do total de glóbulos brancos). É claro e incolor, exceto nos vasos do intestino nos quais é leitoso, principalmente após a digestão.

Formação da linfa: A linfa é formada a partir do líquido intersticial (líquido entre as células), que é formado pelo plasma sanguíneo que sai dos vasos para nutrir os tecidos. Este líquido que fica entre as células é absorvido pelos capilares linfáticos e conduzido novamente à circulação sangüínea. A saída de líquidos dos vasos para o meio intersticial é regulada por duas pressões, a pressão hidrostática e a pressão oncótica. A pressão hidrostática é a própria pressão exercida pela passagem do sangue no vaso, esta favorece a saída de líquidos do meio intravascular para o interstício. A pressão oncótica é gerada pelas proteínas plasmáticas presentes no sangue, esta faz com que o líquido permaneça no ou entre para o meio intravascular.

Nas arteríolas, a pressão hidrostática é maior que a pressão oncótica, o que faz com que certa quantidade de líquido extravasa para o meio intersticial, banhando e nutrindo as células. A este processo chamamos de filtração arterial. Já nas vênulas, a pressão oncótica é maior, fazendo com que o líquido que banha as células (meio intersticial) retorne para o sistema venoso; processo denominado absorção venosa. Em geral, a filtração ocorre em maior quantidade em relação a absorção venosa, fazendo com que "sobre" líquido no meio intersticial. Denominamos isso de "quase equilíbrio de Starling", pois nem todo líquido que extravasa do sistema arterial (arteríolas) para os tecidos (interstício) é absorvido pelo sistema venoso (vênulas) gerando o líquido intersticial e portanto a linfa. Este desequilíbrio é revertido pelo sistema linfático, que auxilia na absorção venosa, captando o excesso de líquidos gerado pelo desequilíbrio venoso/arterial, e conduzindo-o novamente ao sistema sangüíneo, desembocando nas veias cavas. Portanto, o sistema linfático é um auxiliar na absorção venosa.

Formação da Linfa:

Quase - Equilíbrio entre membrana capilar, quantidade de fluido filtrado e quantidade de fluido reabsorvido.

Ligeiro desequilíbrio das forças das membranas capilares provocando uma filtração maior do que reabsorção.

Edema: " O linfedema decorre porque os limites de drenagem fisiológica do sistema são extrapolados."

O sistema linfático através dos vasos linfáticos está dedicado a suprir o "déficit" do quase equilíbrio de Starling evitando assim que haja acúmulo de líquido nos tecidos do corpo. No entanto, algumas situações permitem que haja um déficit na absorção venosa ou absorção linfática do líquido intersticial. Quando o desequilíbrio não é revertido, ocorre um acúmulo de líquido no espaço intersticial que denominamos EDEMA.

...O equilíbrio final é dado pela ação do sistema linfático

Efeitos da Drenagem Linfática Manual:

- Aumento da capacidade de admissão dos capilares linfáticos;
- Aumento da velocidade da linfa transportada;
- Aumento da quantidade de linfa filtrada processada pelos gânglios linfáticos;
- Aumento da oxigenação e desintoxicação da musculatura esquelética;
- Aumento do peristaltismo intestinal;
- Aumento da diurese;
- Otimização das imunorreações celulares;
- Diminuição das aderências e retrações cicatriciais;
- Maior eficiência celular;
- Maior eficiência da nutrição dos tecidos.

SISTEMA LINFÁTICO

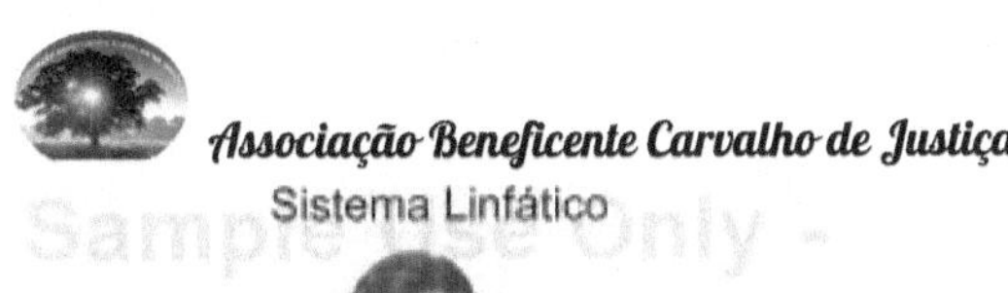

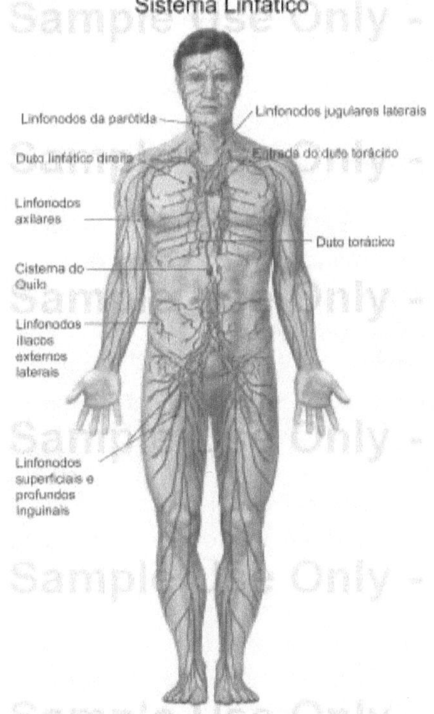

Paralelo ao sistema sangüíneo, existe o sistema linfático. Que auxilia o organismo a drenar o líquido intersticial e remover resíduos celulares, proteínas, de maior tamanho que o sistema sangüíneo não consegue coletar pela razão dos poros da membrana capilar do sistema venoso serem menos calibrosos.

Ao contrário do sangue, que é impulsionado através dos vasos pela força do coração, o sistema linfático não é um sistema fechado e não tem uma bomba central. A linfa depende exclusivamente da ação de agentes externos para poder circular. A linfa move-

se lentamente e sob baixa pressão devido principalmente à compressão provocada pelos movimentos dos músculos esqueléticos que pressiona o fluido através dele.

A contração rítmica das paredes dos vasos também ajuda o fluido através dos capilares linfáticos.

Este fluido é então transportado progressivamente para vasos linfáticos maiores acumulando-se no ducto linfático direito (para a linfa da parte direita superior do corpo)

e no duto torácico (para o resto do corpo); estes ductos desembocam no sistema circulatório na veia subclávia esquerda e direita

Ducto Linfático Direito

Esse ducto corre ao longo da borda medial do músculo escaleno anterior na base do pescoço e termina na junção da veia subclávia direita com a veia jugular interna direita. Seu orifício é guarnecido por duas válvulas semilunares, que evitam a passagem de sangue venoso para o ducto. Esse ducto conduz a linfa para circulação sangüínea nas seguintes regiões do corpo: lado direito da cabeça, do pescoço e do tórax, do membro superior direito, do pulmão direito, do lado direito do coração e da face diafragmática do fígado.

Ducto Torácico

Conduz a linfa da maior parte do corpo para o sangue. É o tronco comum a todos os vasos linfáticos, exceto os vasos citados acima (ducto linfático direito). Se estende da segunda vértebra lombar para a base do pescoço. Ele começa no abdome por uma dilatação, a cisterna do quilo, entra no tórax através do hiato aórtico do diafragma e sobe entre a aorta e a veia ázigos. Termina por desembocar no ângulo formado pela junção da veia subclávia esquerda com a veia jugular interna esquerda.

O sistema linfático é constituído por capilares, pré-coletores, coletores, canal ou ducto torácico esquerdo e canal ou ducto linfático direito, linfonodos, válvulas linfáticas e linfa.

Capilares linfáticos: Iniciam no espaço intersticial. É uma rede muito fina e corresponde a primeira estrutura do sistema linfático. Possui paredes muito permeáveis, o que permite a entrada de macromoléculas de proteínas e minerais que não seriam absorvidos pelo sistema venoso.

Pré- Coletores: Intermediam capilares e coletores. Suas paredes são formadas por tecido endotelial, estando o seu endotélio interno, coberto de tecido conjuntivo e fibras elásticas e musculares.
Possuem válvulas na membrana interna, por isso o fluxo da linfa é unidirecional.
Coletores: Continuação dos pré-coletores, com maior calibre, também possuem válvulas e conduzem a linfa no sentido centrípeto. A parede dos coletores é formada por fibras musculares lisas.
Chegando nos linfonodos a linfa é transportada por ductos eferentes até dois grandes coletores principais, o canal ou ducto torácico esquerdo e canal ou ducto linfático direito.

Canal Linfático Direito: termina no tronco das veias jugular interna direita e subclávia direita, na altura das clavículas. Recebe linfa do lado direito: da cabeça, do pescoço, do tórax e do membro superior direito.

Canal Torácico Esquerdo: É bem maior que o ducto linfático direito. Sua origem é marcada por uma dilatação a cisterna do quilo ou de Pecquet onde sua extremidade superior continua como ducto torácico propriamente dito. Termina no tronco das veias jugular interna esquerda e subclávia esquerda.
Trata-se de um tronco coletor de todos os vasos linfáticos do corpo, com exceção do membro superior direito, e da metade direita da cabeça, do pescoço e do tórax .

A junção das veias jugulares esquerda e direita terminam na veia braquiocefálica esquerda que desemboca cava superior.

Linfonodos :Estão dispostos em trajetos nos vasos linfáticos, normalmente em grupos ou em séries.

Os principais gânglios estão nas axilas, região inguinal e no pescoço.

Os vasos aferentes entram nos linfonodos na sua superfície e os vasos eferente saem por reentrâncias pequenas, denominadas Hilo.

Em sua maioria possui cor acinzentada.

Os linfonodos possuem a função de produzir linfócitos e filtrar a linfa (conglomerado de tecido linfóide, memória imunológica). São depuradores capazes de absorver, metabolizar e destruir alguns elementos provenientes da circulação linfática.

Têm como mediadores os linfócitos macrófagos que evitam a formação de linfadenites (inflamação aguda dos linfonodos) e linfangites (inflamação aguda dos canais linfáticos) decorrentes de infecções por vírus e bactérias.

Linfa: É o líquido proveniente do espaço intersticial que ao penetrar nos vasos linfáticos recebe o nome de linfa.

A linfa é transportada dos capilares linfáticos, para os canais pré-coletores, coletores e coletores principais da onde irá desembocar nas veias subclávia e jugular onde se mistura com o sangue novamente. Devolvendo desta maneira as proteínas plasmáticas do líquido intersticial de volta ao sangue.

Funções do Sistema Linfático:

A função mais importante do sistema linfático é a devolução das proteínas a circulação, quando vazam dos capilares sangüíneos. Alguns dos poros dos capilares são tão grandes que permitem o vazamento contínuo de pequenas quantidades de proteínas, chegando a atingir a cada dia cerca de metade do total de proteínas da circulação.

Caso não fosse devolvida a circulação, a pressão coloidosmótica do plasma da pessoa teria valor extremamente baixo, o que faria com que perdesse grande parte de seu volume para os espaços intersticiais, levando à morte dentro de 12 a 24 horas.

Circulação Linfática;

As válvulas encontradas dentro dos vasos linfáticos têm orientação centrípeta, de modo que a linfa só pode seguir neste sentido.

Os vasos linfáticos se contraem periodicamente, a cada 6 a 10 segundos. Quando um vaso é distendido por excesso de linfa ele automaticamente contrai, essa contração empurra a linfa para adiante da válvula linfática seguinte. Além da contração intrínseca dos vasos linfáticos, o bombeamento da linfa também pode ser provocado pelo movimento dos tecidos que cercam o vaso linfático. Por exemplo, a contração dos músculos esqueléticos adjacentes a um vaso linfático pode comprimir esse vaso e empurrar a linfa para frente.

Intensidade do Fluxo da Linfa:

Em função do tempo, o fluxo de linfa varia dentro de extremos muito amplos de intensidade mas, na pessoa média, o fluxo total de linfa por todos os vasos, é da ordem de 100ml por hora, ou cerca de 1 a 2 ml por minuto. Este é uma intensidade muito pequena de fluxo muito embora ainda suficiente para remover o excesso de líquido e especialmente , o excesso de proteína que tende a acumular nos espaços teciduais.

Principais gânglios linfáticos:

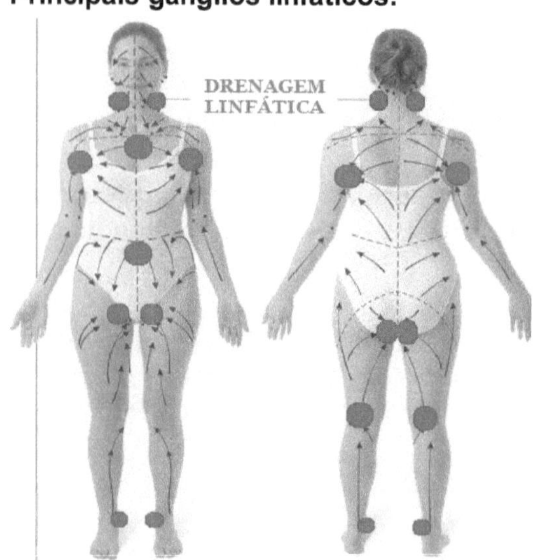

DRENAGEM LINFÁTICA PARA GESTANTES*

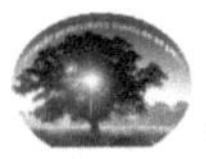 *Associação Beneficente Carvalho de Justiça*

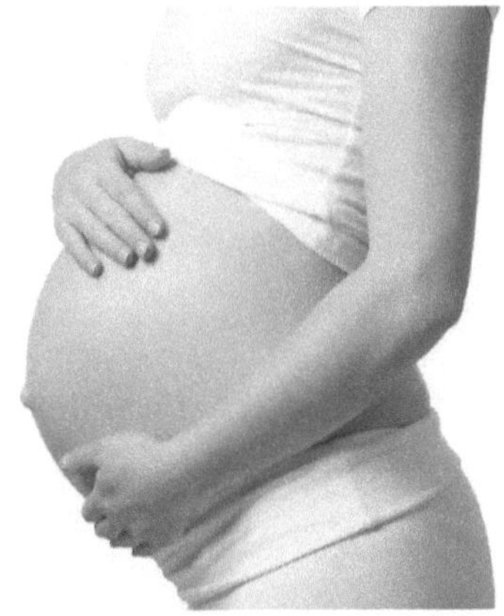

A Drenagem Linfática é uma massagem manual de movimentos lentos, leves e rítmicos, realizado em mulheres durante o período gestacional.

*O tratamento será realizado mediante apresentação de autorização médica carimbada e assinada. Os eventuais resultados dependerão das condições físicas e reações de cada cliente.

a) Paciente posicionado em decúbito dorsal, com travesseiro embaixo da cabeça e rolinho na fossa poplítea. Terapeuta posicionado na região lateral da maca.

b) 1º Estimulação da Cisterna do Quilo e dos ductos torácico e linfático (7 vezes associado com respiração diafragmática do paciente);

2º Desobstrução do ângulo venoso (7 vezes)

3º Desobstrução do Reglan (7 vezes)

4º Desobstrução da cadeia axilar (7 vezes)

5º Desobstrução da cadeia supraclavicular (7 vezes)

2º Desobstrução do ângulo venoso (7 vezes)

3º Desobstrução do Reglan (7 vezes)

4º Desobstrução da cadeia axilar (7 vezes)

5º Desobstrução da cadeia supraclavicular (7 vezes)

A Drenagem Linfática é uma massagem manual de movimentos lentos, leves e rítmicos, realizado em mulheres durante o período gestacional.

Esse procedimento exerce funções importantes em todo o organismo, como a melhora da circulação sanguínea, eliminando toxinas e a diminuição da retenção líquida - o famoso inchaço - além de ativar a oxigenação celular e a nutrição dos tecidos.

Este procedimento é realizado em gestantes com autorização médica.

A partir de quantas semanas posso iniciar as sessões de Drenagem Linfática?

Primeiro é fundamental que a gestante passe por uma avaliação médica antes de iniciar o tratamento.

As sessões poderão ser realizadas a partir da 12ª semana ou conforme orientação médica.

Quais são os benefícios da Drenagem Linfática para a gestante?

- Melhora a nutrição das células e a oxigenação dos tecidos.
- Estimula a circulação venosa e linfática.
- Reduz a retenção de líquido.
- Diminui os inchaços típicos da gravidez.
- Estimula a lactação e dessensibilização das mamas, preparando-as para a amamentação.
- Previne e combate varizes e a sensação de pernas cansadas.
- Combate celulite e estrias.
- Alivia tensões e reduz dores musculares.
- *Este protocolo deve ser sempre utilizado como introdução e finalização da
- sessão de drenagem.
- Membro Inferior(Gestantes):
- Paciente posicionado em decúbito lateral, com travesseiro embaixo da cabeça e
- rolinho embaixo da perna flexionada. Para conforto da paciente pode ser colocado um travesseiro ou rolo p/ ela abraçar. Terapeuta posicionado na lateral da maca.
- a) 1º Desobstrução dos gânglios inguinais (7 vezes)

3º Bombeamento andando da coxa(2 vezes), de proximal para distal;

4º Desobstrução dos gânglios poplíteos (7 vezes)

5º Bombeamento andando na perna (2 vezes)

6º Desobstrução dos gânglios no maléolo medial e lateral do pé (7 vezes)

7º Bombeamento andando no dorso do pé (2 vezes)

8º Passo de ganso em colunas no pé (2 a 5 repetições)

9º Fricções em espiral nos dedos do pé (2 a 5 repetições)

10º Bombeamento andando na planta dos pés (2 vezes)

11º Bombeamento andando em todo membro (1 vez)

Membro Superior(Gestantes)

Paciente posicionado em decúbito lateral, com travesseiro embaixo da cabeça e rolinho embaixo da perna flexionada. Para conforto da paciente pode ser colocado um travesseiro ou rolo p/ ela se abraçar. Terapeuta posicionado na lateral da maca. Apoiar a mão do paciente sobre o ombro do terapeuta.

1º Desobstrução dos gânglios axilares (7 vezes)

2º Bombeamento andando braço (2 vezes), de proximal para distal

3ºDesobstrução dos gânglios cubitais(7 vezes)

4º Bombeamento andando antebraço (2 vezes) , de proximal para distal

5º Desobstrução dos gânglios da região do punho (7 vezes)

6º Passo de ganso em colunas no dorso da mão (2 a 5 repetições)

7º Fricções em espiral nos dedos da mão (2 a 5 repetições)

8º Bombeamento andando na palma da mão (2 vezes)

9º Bombeamento andando em todo membro (1 vez)

Dorso (Gestantes)

Paciente posicionado em decúbito lateral, com travesseiro embaixo da cabeça e rolinho embaixo da perna flexionada. Para conforto da paciente pode ser colocado um travesseiro ou rolo p/ ela se abraçar. Terapeuta posicionado na lateral da maca.

a) 1º Bombeamento andando.

Tórax e Abdômen (Gestantes)

Paciente posicionado em decúbito dorsal, com travesseiro embaixo da cabeça e rolinho na fossa poplítea. Terapeuta posicionado na região da cabeceira da maca para realizar o tórax e região lateral da maca para abdômen, e vai realizar as manobras

1° Desobstrução dos gânglios axilares (7 vezes)

2° Desobstrução gânglios inguinais (7 vezes)

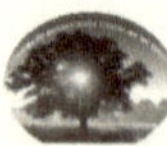

3° Bombeamento andando no tórax (2 vezes), em direção a cadeia axilar

4° Bombeamento andando nos flancos(2 vezes), em direção a cadeia inguinal

5° Bombeamento andando no abdômen (2 vezes), em direção a cadeia inguinal

6° Movimentos circulares em todo abdômen(2 a 5 repetições)

7° Bombeamento andando em toda região (1 vez)

Protocolo Introdução à Drenagem em Pacientes Não Gestante:
Procedimento de drenagem linfática corporal

Direitos autorais do canal: Tratando de Estética com Gabi Tuller

https://www.youtube.com/watch?v=w9wVmpTKtdU&t=1391s

Paciente posicionado em decúbito dorsal, com travesseiro embaixo da cabeça e rolinho na fossa poplítea. Terapeuta posicionado na região lateral da maca.

1° Estimulação da Cisterna do Quilo e dos ductos torácico e linfático (7 vezes associado com respiração diafragmática do paciente);

2° Desobstrução do ângulo venoso (7 vezes)

3° Desobstrução do Reglan (7 vezes)

4° Desobstrução da cadeia axilar (7 vezes)

5° Desobstrução da cadeia supraclavicular (7 vezes)

2° Desobstrução do ângulo venoso (7 vezes)

3° Desobstrução do Reglan (7 vezes)

4° Desobstrução da cadeia axilar (7 vezes)

5° Desobstrução da cadeia supraclavicular (7 vezes)

*Este protocolo deve ser sempre utilizado como introdução e finalização da sessão de drenagem.

Membro Inferior:

Paciente posicionado em decúbito dorsal, com travesseiro embaixo da cabeça e rolinho embaixo do joelho. Terapeuta posicionado na lateral da maca.

b) 1° Desobstrução dos gânglios inguinais (7 vezes)

2º Bombeamento andando da coxa(2 vezes), de proximal para distal;

4º Desobstrução dos gânglios poplíteos (7 vezes)

5º Bombeamento andando na perna (2 vezes)

6º Desobstrução dos gânglios no maléolo medial e lateral do pé (7 vezes)

7º Bombeamento andando no dorso do pé (2 vezes)

8º Passo de ganso em colunas no pé (2 a 5 repetições)

9º Fricções em espiral nos dedos do pé (2 a 5 repetições)

10º Bombeamento andando na planta dos pés (2 vezes)

Paciente posicionado em decúbito dorsal, com travesseiro embaixo da cabeça e rolinho embaixo do joelho.Terapeuta posicionado na lateral da maca. Apoiar a mão do paciente sobre o ombro do terapeuta.

1º Desobstrução dos gânglios axilares (7 vezes)

2º Bombeamento andando braço (2 vezes), de proximal para distal

3ºDesobstrução dos gânglios cubitais(7 vezes)

4º Bombeamento andando antebraço (2 vezes) , de proximal para distal

5º Desobstrução dos gânglios da região do punho (7 vezes)

6º Passo de ganso em colunas no dorso da mão (2 a 5 repetições)

7º Fricções em espiral nos dedos da mão (2 a 5 repetições)

8º Bombeamento andando na palma da mão (2 vezes)

9º Bombeamento andando em todo membro (1 vez)

11º Bombeamento andando em todo membro (1 vez)

Paciente posicionado em decúbito dorsal, com travesseiro embaixo da cabeça e rolinho embaixo do joelho.Terapeuta posicionado na lateral da maca. Apoiar a mão do paciente sobre o ombro do terapeuta.

1º Desobstrução dos gânglios axilares (7 vezes)

2º Bombeamento andando braço (2 vezes), de proximal para distal

3ºDesobstrução dos gânglios cubitais(7 vezes)

4º Bombeamento andando antebraço (2 vezes) , de proximal para distal

5º Desobstrução dos gânglios da região do punho (7 vezes)

6º Passo de ganso em colunas no dorso da mão (2 a 5 repetições)

7º Fricções em espiral nos dedos da mão (2 a 5 repetições)

8º Bombeamento andando na palma da mão (2 vezes)

9º Bombeamento andando em todo membro (1 vez)

Paciente posicionado em decúbito ventral, rolinho embaixo do tornozelo.

Terapeuta posicionado na lateral da maca.

b) 1º Bombeamento andando.

Tórax e Abdômen

Paciente posicionado em decúbito dorsal, com travesseiro embaixo da cabeça e rolinho na fossa poplítea. Terapeuta posicionado na região da cabeceira da maca para realizar o tórax e região lateral da maca para abdômen, e vai realizar as manobras

1º Desobstrução dos gânglios axilares (7 vezes)

2º Desobstrução gânglios inguinais (7 vezes)

3º Bombeamento andando no tórax (2 vezes), em direção a cadeia axilar

4º Bombeamento andando nos flancos(2 vezes), em direção a cadeia inguinal

5º Bombeamento andando no abdômen (2 vezes), em direção a cadeia inguinal

6º Movimentos circulares em todo abdômen(2 a 5 repetições)

8º Bombeamento andando em toda região (1 vez)

DRENAGEM LINFÁTICA FACIAL

https://www.youtube.com/watch?v=oPPoFLUbl3Un Direitos autorias do canal Tratando de Estética com Gabbi Tuller

Para fazer a drenagem linfática no rosto deve-se seguir um passo a passo que se inicia próximo da clavícula e ir subindo pouco a pouco, pelo pescoço, ao redor da boca, bochechas, canto dos olhos e finalmente, na testa. Isso é importante para que as toxinas acumuladas em toda a fase possam realmente ser eliminadas através do sistema linfático.

Essa massagem é muito indicada para melhorar a aparência da pele, deixando-a mais limpa e luminosa, eliminar o inchaço do rosto após a depilação, para aliviar a dor e o incômodo após uma consulta com o dentista e especialmente após a cirurgia plástica nas orelhas, boca, olhos ou nariz porque atua diminuindo hematomas, edemas, e as bolsas embaixo dos olhos que costumam ficar inchadas após a cirurgia, diminuindo o tempo de recuperação.

7 Passos da drenagem linfática facial

A drenagem facial pode ser realizada pela própria pessoa, de frente para o espelho, sendo de fácil realização, no entanto, deve-se seguir obrigatoriamente os passos indicados a seguir para que tenha o efeito esperado.

1. Estímulo do ângulo venoso

A drenagem linfática facial começa obrigatoriamente no pescoço com movimentos circulares ou de pressão com as pontas dos dedos na região logo em cima das clavículas, de forma lenta e constante, fazendo movimentos circulares de 6 a 10 vezes. O estímulo dessa região é fundamental para estimular o ângulo venoso, que é responsável por redirecionar a linfa para a corrente sanguínea, próximo do coração.

2. Drenagem do pescoço

- Drenar a região lateral do pescoço, com movimentos circulares, que se iniciam da parte mais próxima do pescoço, pressionando o músculo esternocleidomastoideo;
- Drenar também a região da nuca, como se estivesse 'empurrando' a linfa de todo pescoço para a clavícula.

3. Drenagem do queixo e boca

- Posicionar as pontas dos dedos indicador e médio na parte central do queixo e realizar movimentos circulares, de 6-10 vezes;
- Posicionar as pontas dos dedos por baixo do lábio inferior, deslizando os dedos até a base do queixo;
- Com movimentos circulares que se iniciam no canto da boca, levar a linfa até o centro do queixo;

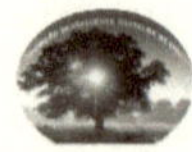

- Posicionar os dedos entre a base do nariz e o lábio superior, e com movimentos circulares direcionar a linfa para o centro do queixo, contornando a boca.

4. Drenagem das bochechas e nariz

- Posicionar os dedos próximo das orelhas e com movimentos circulares pressionar esta região de 6 a 10 vezes, suavemente;
- Posicionar as pontas dos dedos na parte lateral da bochecha, drenando em direção à orelha;
- Posicionar as pontas dos dedos na parte lateral do nariz e com movimentos circulares direcionar a linfa para o canto das orelhas;
- Posicionar as pontas dos dedos por baixo da pálpebra inferior e com movimentos circulares deslizar até a proximidade das orelhas.

5. Drenagem dos olhos

- Posicionar os dedos na região lateral do rosto, e com círculos deslizar do canto externo do olho até a parte de trás das orelhas;
- Posicionar os dedos sobre a pálpebra superior e com movimentos circulares, direcionar a linfa para a proximidade das orelhas;
- Estimular novamente a proximidade das orelhas (gânglios auriculares)

6. Drenagem da testa

- Posicionar as pontas dos dedos na centro da testa, na proximidade as sobrancelhas e com movimentos circulares direcionar a linfa para a proximidade das orelhas;
- Para finalizar, estimular novamente a parte próxima das orelhas e a parte superior das clavículas.

7. Estímulo do ângulo venoso

Na finalização deve-se repetir o estímulo do ângulo venoso com movimentos de pressão com as pontas dos dedos em ciclos de 5-7 repetições.

O tempo de duração da drenagem linfática facial é relativamente rápido, podendo demorar cerca de 10 minutos mas apesar da própria pessoa conseguir fazer em si mesma, melhores resultados são observados se a técnica for realizada por um profissional, especialmente quando é indicada após uma cirurgia plástica na face ou cabeça.

Quando fazer a drenagem linfática no rosto

A drenagem linfática facial é indicada especialmente quando o rosto está inchado, uma situação comum que pode acontecer:

- Durante o período menstrual;
- Após um tratamento dentário como canal ou extração de dente;
- Em caso de retenção de líquidos;
- Ao dormir menos de 5 ou mais de 8 horas;
- Após chorar;
- Lesões ou traumas no rosto;
- Em caso de gripe, rinite ou sinusite;
- Após cirurgia de cabeça ou pescoço;
- Após a cirurgia plástica no rosto ou pescoço.

O rosto também pode ficar inchado, mais sensível e avermelhado após a depilação no buço, face ou sobrancelha e esta técnica ajuda a diminuir estes efeitos, deixando a pele mais bonita, favorecendo a penetração dos cosméticos aplicados na pele. Além disso, ao retirar as toxinas e o excesso de líquido da face a maquiagem fica melhor e mais aderida à pele.

A drenagem linfática facial traz benefícios para pessoas de todas as idades incluindo adolescentes, com problemas de acne, pois promove a diminuição e o controle das espinhas, mantendo a aparência de uma pele limpa e jovem por mais tempo. No entanto, essa massagem facial deve ser realizada com muita cautela em caso de câncer e não deve ser realizada em caso de acne severa com graus 3 ou 4 e quando existem feridas abertas no rosto, devido ao risco de poderem infeccionar.

Contraindicações da drenagem linfática

Há situações em que é vedada a realização da drenagem manual. Na existência de tumores malignos, a mesma pode disseminar a metástase. Inflamações e infecções também podem ser disseminadas pelo corpo através do sistema linfático (nessa situação os gânglios linfáticos ficam inchados e mais protuberantes). Quem tem insuficiência renal aguda pode sofrer sobrecarga do órgão, uma vez que a linfa é processada pelos rins.Em alguns casos, há contraindicação parcial das pessoas que podem fazer. A drenagem no período menstrual pode aumentar o fluxo sanguíneo e aumentar o desconforto da mulher. Também não deve ser realizada nos gânglios de pessoas com hipotiroidismo ou hipertiroidismo, pois há o risco de se desregular o quadro atual.

MASSAGEM QUICK

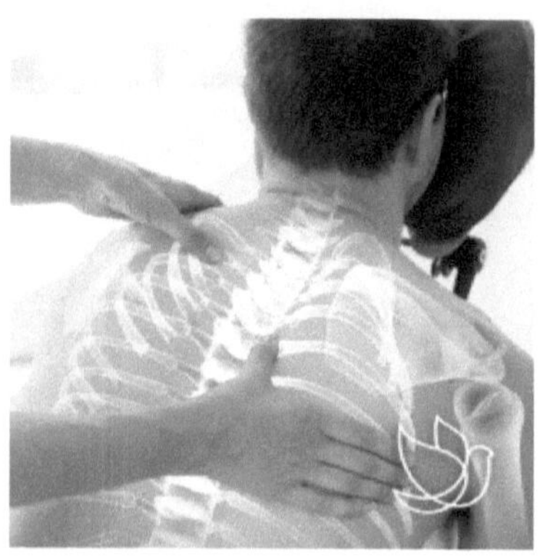
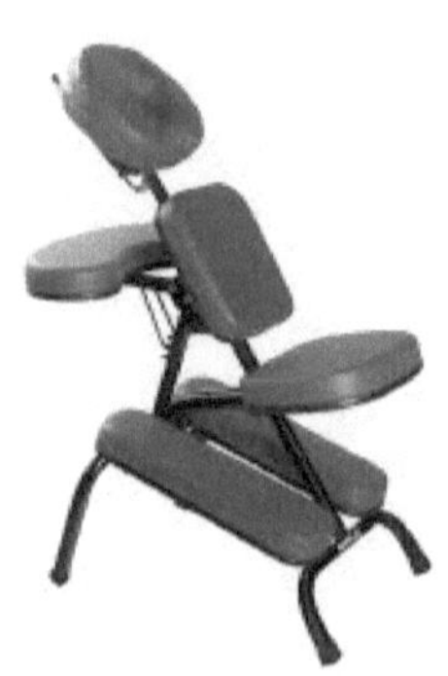

A Quick Massage é uma massagem realizada através das técnicas orientais do Anmá e Shiatsu, sobre uma cadeira apropriada, com duração média de 15 minutos à 30 minutos tendo como objetivo, promover alívio das tensões, dores musculares, stress, torcicolos e tendinites.

Necessita de uma cadeira especial, fazer a degermação com álcool 70% da cadeira e colocar toca na cadeira, de preferência diante do cliente, geralmente a posição lembra a posição fetal, evitar jóias que podem machucar a pele do cliente.
Perguntar ao cliente se gosta de mais pressão ou menos pressão, sempre adequar os movimentos de acordo com a preferência do cliente, tem que ser agradável.
Geralmente a duração é de no máximo 40 minutos, geralmente é realizado em ambientes de trabalho ou lazer.
Colocar pressão suave com o próprio peso, friccionando a região lombar, trapézio, nuca, região sacro, coxa, braço, antebraço, cotovelo e mão, após as manobras fazer alongamentos. conforme vídeo.

Direitos autorais do cantal Grupo Cecth
https://www.youtube.com/watch?v=EPc3ZiZnETU

Benefícios: Aumenta a produtividade, disposição e motivação, alivia a tensão muscular, ativa a circulação do sangue, melhora a qualidade respiratória, reduz a ansiedade e irritação, provoca a diminuição do quadro álgico (dor), aumenta a concentração, melhora o humor, produz a sensação de calma e paz interna.

MASSAGEM EM PESSOAS COM HIPERTENSÃO NECESSITA DE CUIDADOS ESPECIAIS.

O débito cardíaco é o volume de sangue ejetado pelo ventrículo esquerdo durante um minuto. É resultante do volume sistólico (VS) multiplicado pela freqüência cardíaca (FC), sendo que o volume sistólico é a quantidade de sangue que é expelida do ventrículo cardíaco em cada sístole (contração); as variações do débito cardíaco são grandes, sendo em média de 5 a 6 litros por minuto, podendo chegar a 14 litros por minuto durante um exercício físico. O VS deriva da fração de ejeção ou percentual ejetado (% de ejeção) do total de sangue existente no ventrículo no final da diástole (volume diastólico final). Geralmente o volume total de sangue no final da diástole equivale a 110 ml. A fração de ejeção normal é em geral de 60%, assim o volume sistólico (VS) passaria neste caso a ser equivalente a 70ml (60% de 110).

DC = FC x VS (volume sistólico ejetado)

Calcule o débito cardíaco nos casos abaixo:

Desta forma a freqüência cardíaca que representa a cronotropia ou o número de vezes

que o coração pode bombear um dado volume de sangue, pode aumentar o volume total de sangue bombeado em um minuto (DC). Da mesma forma a inotropia (força de

contração) pode aumentar o % de ejeção do ventrículo, aumentando assim o volume de

sangue ejetado em cada ciclo cardíaco. (aumentar de 60% para 70% por exemplo.)

Quanto maior for a quantidade de sangue bombeada em um minuto (débito cardíaco) maior será o fluxo de sangue no vaso e isso irá aumentar a pressão deste fluido no vaso.

A resistência periférica (RVP) é representada pela contratilidade da rede arteriolar, sendo este fator importante na regulação da pressão arterial mínima ou diastólica; é dependente das fibras musculares na camada média dos vasos dos vasos, dos esfíncteres pré-capilares e de substâncias humorais como a angiotensina e catecolamina. A RVP é inversamente proporcional ao diâmetro dos vasos. Isto significa que quanto maior for a luz dos vasos, menor será a resistência vascular periférica e subsequentemente menor será a Pressão na parede dos vasos (PA). Se houver vasoconstrição a luz do vaso irá diminuir (diâmetro) assim a RVP aumentará e também

a PA, pois a RVP influência na PA diretamente.

A pressão arterial (PA) é força que o sangue exerce sobre a parede das artérias. É explicada pela relação PA = DC + RVP, onde DC é o débito cardíaco e RVP significa resistência vascular periférica, sendo que cada um desses fatores sofre influência de vários outros. Se houver aumento do débito cardíaco (DC) haverá aumento da PA e quando houver diminuição do DC também haverá diminuição da PA se a RVP for a mesma. Também quando aumentar a resistência vascular periférica (RVP), irá aumentar a PA, que também diminuirá caso a RVP diminua considerando um mesmo

débito cardíaco.

PA = DC + RVP

Massoterapia e Hipertensão

O controle do aumento da pressão arterial em pacientes com hipertensão é um importante desafio médico e social. A hipertensão arterial é considerada uma das principais causas de ataques cardíacos e derrames. Um fato interessante, no entanto, é

que de todos os casos de hipertensão, apenas 10 por cento dos pacientes tem uma causa estabelecida explicar sua condição. Por exemplo, o estreitamento da aorta, tumores adrenais ou glomerulonefrite produz hipertensão secundária. Em 90 por cento dos pacientes, a causa da hipertensão é desconhecida. Nesses casos, o paciente tem

hipertensão "essencial" ou EH.

A medicina moderna convencional reconhece um desequilíbrio entre as divisões simpática e parassimpática do sistema nervoso autônomo, como o gatilho inicial de EH. Um aumento no tônus simpático produz vasoconstrição arteriolar com conseqüente aumento na resistência vascular periférica.

No início, estas mudanças apresentam um caráter transitório e que o organismo utiliza mecanismos de auto-regulação para restabelecer o bom relacionamento entre os tons simpático e parassimpático. É por isso que nos estágios iniciais, há episódios de aumento da pressão arterial, sem sintomas de hipertensão. Com o tempo e repetidos episódios de ataques a hipertensão, o organismo repõe receptores especiais, chamados barorreceptores, na circulação arterial para o novo nível, a elevação da pressão arterial torna-se contínuo.

Fisiologia

Primeiro, vamos analisar rapidamente como massagem afeta a pressão arterial em pacientes com EH. Há três mecanismos importantes que os profissionais de massagem devem utilizar para ajudar os pacientes com hipertensão: Equilíbrio das divisões simpática e parassimpática do sistema nervoso autônomo, vasodilatação das artérias vertebrais e reduzir a resistência vascular periférica. Estes três mecanismos estão intimamente correlacionadas, daí a necessidade de discuti-los juntos como partes de um mesmo processo.

As artérias vertebrais surgem das artérias subclávias. Eles sobem através das vértebras
cervicais e entrar no crânio, onde eles se unem para formar a artéria basilar, fornecendo
a parte posterior do cérebro. As artérias vertebrais também emitem dois importantes ramos arteriais que suprem toda a medula espinhal: A artéria espinhal anterior e duas artérias espinhais posteriores. O caminho das artérias vertebrais através das vértebras cervicais é bastante complexa. O processo transverso de uma vértebra cervical tem uma abertura especial chamado forame transverso pelo qual passa a artéria vertebral.

As vértebras cervicais estão posicionados em cima do outro de tal forma que estas aberturas forma um canal ósseo através do qual as artérias vertebrais subir. As paredes das artérias vertebrais têm sua inervação simpática próprio plexo, que regulamenta a sua constrição e dilatação. Daqui resulta que qualquer irritação do plexo este poderá resultar na sua contração. Mesmo subluxação uma faceta pouco comum, que até pode não ser visível através radiográfico, podem produzir uma irritação ligeira compressão das artérias vertebrais. Esta contrição pode levar a uma diminuição do suprimento sanguíneo para o cérebro, que por sua vez, causam vasoconstrição mais na tentativa de compensar a circulação comprometida. O resultado é o inevitável aumento da pressão arterial ou EH.

Outros mecanismos que podem causar uma diminuição do fluxo sangüíneo através das artérias vertebrais são espondilose cervical, estresse emocional e sobrecarga física do pescoço e músculos traseiros superiores. Como resultado desses, a hipertonia desenvolve nos músculos cervicais. A fim de manter a função adequada, a perfusão cerebral diária deve ser de aproximadamente 2 litros de sangue arterial. Esta tarifa é regulada por receptores especiais vascular arterial nas estruturas do cérebro. Mesmo uma pequena redução na quantidade de circulação do sangue provoca reações compensatórias, como um aumento do ritmo cardíaco, aumento do débito cardíaco e, sobretudo, um aumento da resistência periférica vascular.

Resistência vascular periférica é uma das principais forças de oposição ao trabalho do coração. Toda vez que o sangue ejetado do ventrículo esquerdo, a força da contração cardíaca tem de vencer a resistência dos vasos arteriais (especialmente no nível das artérias de médio porte, nos músculos esqueléticos). Assim, um aumento do tônus simpático desencadeia vasoconstrição arteriolar, que aumenta a resistência vascular periférica, resultando no coração ter que trabalhar mais para bombear o sangue.

O corpo tem um mecanismo de proteção que visa salvaguardar o suprimento de sangue para o cérebro. Se a circulação nas artérias vertebrais diminui ainda que ligeiramente, relatório receptores vascular periférica para o centro vasomotor na medula espinhal e os aumentos da freqüência cardíaca. Ao mesmo tempo, motor (eferente) impulsos são enviados para as estruturas vasculares nos músculos esqueléticos se contraiam e redução do fluxo sangüíneo arterial local. Esta alteração permite uma quantidade extra de sangue arterial devem estar disponíveis para a restauração da perfusão cerebral. A combinação de um aumento da freqüência cardíaca e um aumento da resistência periférica vascular provoca hipertensão. Com uma vasoconstrição mais persistentes das artérias vertebrais, a hipertensão arterial se torna mais duradoura, resultando em maior sistólica e diastólica os valores da pressão arterial.

Massoterapia e RVP

Com a massagem, podemos estimular os receptores parassimpáticos, causando uma diminuição na RVP, com as manobras de compressão, estimulamos de forma endógena

através da Adenosina, a hiperemia reativa local, que visa uma compensação do aporte sanguíneo, pelo tempo que as células ficaram sem irrigação, causando assim uma vaso

dilatação, ou seja diminuição RVP. Levando o paciente a um relaxamento físico, emocional, e parassimpático podendo levar a uma baixa de PA.

Massoterapia e DC

As manobras de massoterapia possuem um sentido centrípeto, visando auxiliar no retorno venoso, aumentando a pré-carga, segundo a Lei de Frankstarling. No momento em que o coração recebe mais sangue, aumenta da força de contração (inotropia), aumentando por sua vez a PA. Com o estímulo no SN excitatório (simpático), ocorre a liberação de adrenalina, aumento da FC e da Fração de ejeção e DC. Podendo levar o paciente a ter um aumento na pressão arterial.

Em suma as técnicas de massoterapia podem influenciar positiva e ou negativamente em parâmetros como o DC e RVP que podem em promover alterações diretas na PA (Pressão Arterial). Para entendermos como deve ser realizado o manejo fisioterapêutico dos pacientes hipertensos devemos compreender a natureza das técnicas de massagem nos sistemas fisiológicos de controle da PA. As técnicas de massagem tendem em geral a produzir vasodilatação, fato que tende a reduzir a RVP e enfim diminuir a PA, considerando que quanto menor for a RVP, menor será também a pressão dentro do vaso. Mas sem sombra de dúvida dependendo da técnica exercida podem haver efeitos antagônicos, como por exemplo o das manipulações de massagem

muito excitatórias, como percussões e tapas que podem influenciar no aspecto emocional e psicológico do paciente gerando estresse e assim aumentando descargas adrenérgicas que podem em si aumentar a força de contração ventricular (inotrópica) e a freqüência de contração (cronotropia) ou freqüência cardíaca (FC), aumentando o

débito cardíaco e a RVP , aumentando assim as possibilidades de a PA elevar.

Todas as manobras possuem o poder de aumentar o fluxo sanguíneo, porém o que vai determinar o aumento da pressão arterial, é a forma em que aplicamos a técnica, por exemplo, se esta é aplicada de forma vigorosa e estimulante, vamos estimular o sistema simpático fazendo com que a RVP seja aumentada, podendo aumentar também a FC, resultando em um aumento de DC, levando assim a um possível aumento da PA.

Porém se a mesma técnica for aplicada de forma lenta e superficial, teremos o sistema parassimpático sendo estimulando, fazendo com que a RVP e FC sejam diminuídas, e mesmo que a manobra eleve o fluxo sanguíneo, não será o suficiente para elevar a pressão arterial.

*Classificação dos níveis de pressão arterial conforme a SBC (Sociedade Brasileira de Cardiologia).

Acompanhamento do Paciente Hipertenso na Massoterapia

O paciente com diagnóstico de hipertensão que procura a massoterapia, deve estar sendo medicado. O acompanhamento médico é fundamental para este paciente e caso o paciente seja recebido na massoterapia com uma PA (Pressão Arterial) elevada acima do valor de referência limítrofe por mais de duas vezes no gabinete do massoterapêuta, conforme o quadro da SBC (Sociedade Brasileira de Cardiologia), o

mesmo deverá ser encaminhado para avaliação ou reavaliação do cardiologista.

Classificação da Pressão Arterial de Adultos com 18 anos de Idade ou Mais		
Categoria	Sistólica (mmHg)	Diastólica (mmHg)
Normal	<130	<85
Normal alta	130-139	85-89
Hipertensão	140	90
Estágio 1 (discreta)	140-159	90-99
Estágio 2 (moderada)	160-179	100-109
Estágio 3 (severa)	180-209	110-119
Estágio 4 (muito severa)	210	120

WILMORE E COSTIL (pág. 639, 2001)

O uso do aparelho aferidor de pressão arterial. (esfigmomanômetro) é essencial para toda avaliação em massoterapia, mesmo que na anamnese o paciente não relata histórico pregresso ou histórico familiar. Caso o paciente apresenta histórico da doença o mesmo deverá ter sua pressão avaliada a cada sessão e ou após cada sessão, com anotações dos índices nas evoluções em pasta(prontuário), sendo observado e recomendado os valores da tabela acima.

14 - INSTRUMENTOS DE MASSAGEM

Para recolha dos dados antropométricos: balança portátil decimal, fita métrica graduada em milímetros e antropômetros (pequeno e grande).

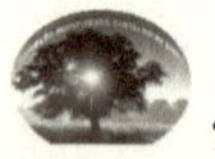

Para aplicação das massagens: uma marquesa, lençóis, mantas e óleo para massagem.

15 - MASSOTERAPÊUTA PROFISSIONAL

Para que você seja um massoterapeuta "profissional", é necessário que você tenha conhecimentos específicos além das manobras de massagem. Este conhecimento do qual me refiro é sobre anatomia e fisiologia! Apenas saber as manobras de massagem, não lhe dá o aval necessário para ser um bom massoterapeuta.

Ressalto que existem ótimos cursos livres de técnicas de massagem, mas o conhecimento sobre o funcionamento do corpo humano é fundamental para que você conheça as patologias e para que saiba quando a massagem é indicada e quando a massagem é contraindicada.

O ideal então é fazer um bom curso de massoterapia e continuar seus estudos sobre patologias, anatomia e fisiologia.

16 - SALÁRIO E ESPAÇO DE TRABALHO DO MASSOTERAPEUTA

Uma das principais vantagens de trabalhar com a massoterapia é que há diversas possibilidades de atuação.

Você pode trabalhar em:clínicas de massagem, espaço próprio de massagem, em empresas, em domicílio, etc.

Irei abordar agora os principais locais onde o massoterapeuta atua:

CLÍNICAS DE MASSAGEM:

Para os massoterapeutas que se preocupam em ser registrados no regime CLT, a clínica de massagem é um local apropriado para isto. Porém, os ganhos não são tão altos. Vejamos:

Em São Paulo, a média do valor fixo mensal para o terapeuta que atua 8 horas por dia nos dias úteis e 8 horas é de R$ 750,00 + vale refeição. Geralmente, a clínica paga o adicional de 30% sobre o valor da massagem, mas *o grande problema é*: O

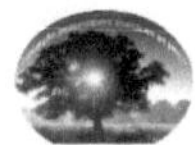

massoterapeuta recebe apenas o montante que ultrapassa o valor fixo mensal que recebe. Ex:

Digamos que a terapeuta "x" receba R$ 750,00 fixo mensal + 30% de comissão sobre cada massagem realizada que tem o custo de R$ 70,00. Logo, 30% de R$ 70,00 é R$ 21,00. No fim do mês, foi contabilizado o total de 60 massagens realizadas durante o mês.

60 massagens x R$ 70,00 = R$ 4.200,00.

30% de R$ 4.200,00 = R$ 1.260,00.

R$ 1.260,00 (referente aos 30% de comissão) – R$ 750,00 (valor fixo mensal) = R$ 510,00.

O massoterapeuta irá receber o seguinte: Salário fixo (R$ 750,00) + R$ 510,00 (montante que ultrapassa o valor fixo mensal).

Total no mês: R$ 1.260,00 (Mil duzentos e sessenta reais).

ESPAÇO PRÓPRIO: Atuar em seu próprio espaço é uma das atividades mais rentáveis para o terapeuta, pois ele pode definir o horário que quer atuar, pode definir o preço que quiser de sua massagem (de acordo sempre com a região onde seu espaço esteja localizado), pode definir qual o melhor tratamento para seu cliente, entre outras vantagens.

No espaço próprio onde o terapeuta cobre os mesmos R$ 70,00 por cada massagem, como no exemplo anterior, todo o valor bruto é direcionado para ele mesmo, ou seja, se em um mês o terapeuta realizar 60 atendimentos (média de 2 a 3 massagens por dia de segunda a sábado), no fim do mês ele terá acumulado o valor de R$ 4.200,00.

Só que *nem tudo são flores* para o terapeuta que possui seu espaço próprio. Até chegar neste patamar de atender mais de 1 cliente por dia, o profissional terá que realizar um belo trabalho de divulgação antes, o que terá um custo com marketing do seu trabalho e espaço. Além disso, terá que arcar com despesas de luz, água, telefone, internet, em alguns casos aluguel do espaço e IPTU, além de ser organizado financeiramente e ter uma "veia" de administrador, para conseguir dar conta de realizar os atendimentos e ainda administrar algumas burocracias que envolvem ter seu negócio próprio.

ATUAR EM EMPRESAS: Uma das formas "mais fáceis" de iniciar no mercado é trabalhando em empresas. Hoje em dia, não só grandes empresas, mas também as médias e pequenas, já estão dando uma grande abertura para a atuação de massoterapeutas.

A técnica mais comum em empresas é a Quick Massage.

Em São Paulo, a média do cachê pago aos terapeutas por uma diária de 8 horas é de R$ 120,00 + almoço + estacionamento.

Para os profissionais que atuam certo tempo, de maneira profissional e ética, costumam realizar cerca de 3 eventos por semana. Logo, 3 eventos por semana x R$ 120,00 = R$ 360,00 por semana.

Para iniciar no mercado de Quick Massage em empresas é fundamental o profissional possuir a cadeira de Quick Massage.

Uma das principais dificuldades do profissional que atue com a Quick Massage em empresas é a locomoção até a empresa com a cadeira de massagem que pesa cerca de 15kg, além de que , em algumas épocas do ano (principalmente no primeiro trimestre), não há tantos eventos para fazer.

ATENDIMENTOS EM DOMICÍLIO: Muitos profissionais logo que iniciam no mercado de massoterapia, atua com atendimentos em domicílio. Assim como o atendimento em espaço próprio, o atendimento em domicílio nos dá um grande retorno financeiro, pois todo o valor cobrado pela massagem é direcionado ao próprio terapeuta.

Suponhamos que um profissional realize apenas 1 atendimento por dia, de segunda a sexta, com o valor de R$ 70,00.

5 dias da semana x R$ 70,00 = R$ 350,00 por semana.

Uma das maiores dificuldades do profissional que tem interesse em atuar com massagem em domicílio é conseguir clientes que realiza atendimentos semanais, além da dificuldade de se locomover até a casa do cliente, pois em cidades como São Paulo, por exemplo, o trânsito é caótico.

O profissional que se interessa em atender seus clientes em domicílio precisa ser bem organizado financeiramente para controlar as despesas que são provenientes dos atendimentos em domicílio, ex: gasolina, pedágio, creme ou óleos de massagem, óleos essenciais, lavagem dos lençóis, etc.

Neste artigo sobre quanto um massoterapeuta ganha, fiz uma abordagem básica sobre as formas que um massoterapeuta pode atuar e um ganho estimado em cada atuação, tendo em vista experiências próprias e conversas com outros profissionais da área.

O tempo de atuação no mercado, networking, trabalho de marketing, carisma, experiência e divulgação "boca a boca", são variáveis que poderão fazer com que o massoterapeuta tenha grande destaque no mercado, o que poderá impulsionar muito seus ganhos com a massagem.

O que o massoterapeuta precisa se preocupar também é em relação as despesas que cada área de atuação tem, para que este não tenha surpresas desagradáveis com seus rendimentos.

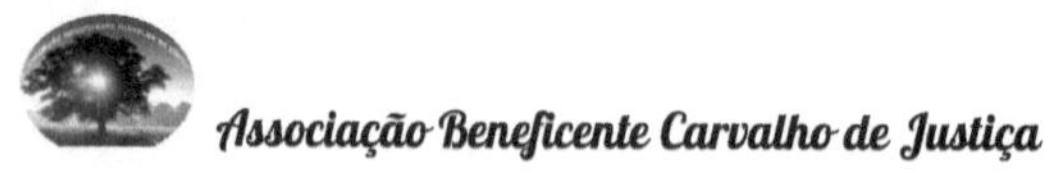

FICHA DE ACOMPANHAMENTO DAS SESSÕES DE MASSAGEM

QUANTIDADE DE SESSÕES _________

NOME DO CLIENTE ____
RUA ____No._____________
BAIRRO _________________________________CIDADE____________________
TELEFONES: _______________________________ WHATSSAP_______________
E-MAIL____

SEÇÃO No.___________

DIA ____/____/______ Hora __________

Relato Inicial

____
____
____
____

Procedimento realizado ____

Relato final____
____
____
____
____

CARTA AO LEITOR

Amado Leitor,

Somos da **Associação Beneficente Carvalho de Justiça**, onde procuramos ajudar as pessoas carentes através de cursos e oficinas, geralmente são crianças e jovens que ficam em casa ou perambulam pelas ruas enquanto seus pais trabalham, correndo risco de serem assediadas pelos traficantes.
Outra forma que ajudamos as pessoas desempregadas e em vulnerabilidade social, proporcionamos oficinas, cursos profissionalizantes e são inseridas no mercado de trabalho, para isso precisamos de recursos para pagar as contas em geral.
Contamos com seu patrocínio através da compra ou doação de recursos para continuarmos nossos trabalhos.

Conta poupança
BANCO BRADESCO
AG. 318 C/P 1006352-3

Ore a Deus, e semeie uma oferta na vida destas pessoas, façamos aos outros aquilo que gostaríamos que fizessem a nós.

Grato,

Ester Moreira de Santana

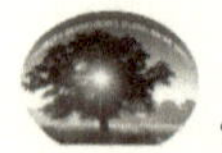 *Associação Beneficente Carvalho de Justiça*

17 - BIBLIOGRAFIA

SOUZA, Luciano Klostermann Antunes de - A influência da massagem terapêutica na imagem corporal. Porto: Ed. Autor, 2003 128 p.

Fonte site: https://www.onoderacuritiba.com.br/beneficios-massagem-drenagem/ acessado 14/11/19; Direitos autorais do canal: Portal da Educação

Direitos autorais do canal: Grupo Cecth Fonte site :
https://www.youtube.com/watch?v=Zpdl85WRhuI acessado dia 14/11/2019
https://www.youtube.com/watch?v=O3sT1GATRSAacessado dia 14/11/2019
https://www.youtube.com/watch?v=7paNPyCfAegacessado dia 14/11/2019
https://www.youtube.com/watch?v=EPc3ZiZnETU acessado dia 14/11/2019

Direitos autorais:: tratando de Estética com Gabi Tulle

https://www.youtube.com/watch?v=DYupuCmWdVQacessado dia 14/11/2019

Fonte https://adrua.com/br/blog/massoterapia-o-que-e-para-que acessado dia 18/11/2019

Fonte de imagem da capa:

https://www.nucleocursos.com.br/cursos/terapia-manual/massoterapia acessado dia 18/11/19

Fonte site: https://dicasdemassagem.com/quanto-ganha-um-massoterapeuta acessado dia 18/11/19

www.ingramcontent.com/pod-product-compliance
Lightning Source LLC
Chambersburg PA
CBHW051225250726

48655CB00006B/2611